진짜 다이어트

피트니스 센터 영양사가 전해 주는 솔직한 다이어트 이야기

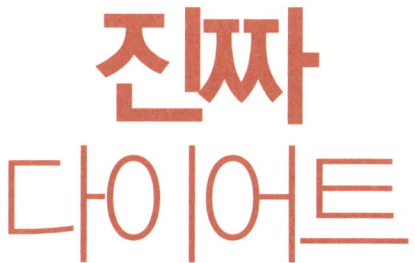

Stephanie LEE
지음

팬덤북스

Prologue.

나는 피트니스 센터 영양사입니다

4년제 대학을 졸업하고 취업 준비만 2년째. 당시 나는 그해 있던 대기업 공채에서 모두 떨어진 상태였다. 주변에서는 물었다.

"도대체 네가 왜(취업이 안 돼)?"

그만큼 나는 노력하며 살아왔다. 하지만 계획과 달리 오랜 시간을 헤매다 보니 지인들로부터 걱정 어린(때때로 나를 불안하고 불편하게 하는) 조언도 듣게 됐다.

'하고 싶은 일이 아니어도 여기저기 다 지원해 봐.'
'너무 눈이 높은 것 아냐?'
'다른 자격증을 준비해 봐.'
'더 치열하게 해 봐.'
…
..
.

솔직히 어느 말이 맞는지는 지금도 잘 모르겠다. 어쩌면 그때 나는 더 치열하게 노력했어야 했는지도 모른다. 하지만 눈이 높아 백조라는 말만큼은 듣고 싶지 않아 알바든 인턴이든 끌리는 일이면 일단 시작해 보기로 했다.

낯선 일을 시도해 보는 것을 좋아해 흔하지 않아 쉽게 할 수 없는 일, 주도적으로 할 수 있는 일을 하기로 결심했다. 그렇게 만나게 된 일이 피트니스 센터 영양사였다. 영양 상담을 하고, 식단을 짜 주고, 다이어트 프로그램을 개발하는 일. 흔하지도 딱히 유별나지도 않은 일이었지만 첫 출근을 할 때 긴장되고 설레던 그 기분은 아직도 생생하다.

처음에는 언제 잘릴지 알 수 없는 불안한 계약직에 최저 임금을 아슬아슬하게 넘기는 수준의 월급, 실망스러워하는 부모님과 주변 사람들의 시선, 설상가상으로 어떻게 하라고 알려 주는 선임자도 매뉴얼도 없는 그야말로 당혹스러운 환경 그 자체였다. 그곳에 그냥 그렇게, 나는 덩그러니 놓였다. 그리고 정신을 차려 보니 나는 몸이 병들고 마음이 멍들어 찾아온 회원님과 마주 앉아 있었다. 그렇게 나의 첫 직장 생활이 시작되었다.

취업난의 끝에서 찾은 내 일 '피트니스 센터 영양사'.

처음에는 백수 생활을 청산하기 위한 탈출구였지만, 지금은 하루에도 몇 번씩 이 일의 가치를 확인해 가며 보람차게 일하고 있다. 수년간 만나 온 회원들, 그중에서도 다이어트가 절실했던 사람들과 만나면서 이론 이상의 것들을 많이 배울 수 있었다. 다이어트에 필요한 지식을 넘어 '사람'을 배우는 좋은 기회였다. 덕분에 이 책에 바른 다이어트 지식뿐 아니라 그간에 보고 들은 다이어터들의 경험과 감정을 쏟아 모을 수 있었다.

불량 식품과 같은 잘못된 다이어트와 이별을 고하기를, 수도 없이 넘어졌어도 다시 시작할 용기를 얻길. 그렇게 이 책이 다이어트라는 잔혹한 여정에서 도움과 위로가 되기를 욕심내 본다.

Thanks for
My FATHER,
leading me to the best way always.

| 일러두기 |

1. 저자 고유의 문체를 살리기 위해 표기와 맞춤법은 저자 고유의 스타일을 따릅니다.
2. 반말 주의

CONTENTS

Prologue. **나는 피트니스 센터 영양사입니다** • 4

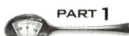 **PART 1** **다이어트에 관한 거의 모든 지식**
: 다른 건 몰라도 이것만은 꼭 알고 시작해야 한다

운동, 꼭 해야 합니까? • 12
우리가 운동을 못 하는 3대 이유 : 돈, 시간, 체력 • 17
나는 왜 꾸준히 운동하지 못할까 • 22
근육은 찌우고 지방은 빼 주는 식단 주세요 • 28
운동 전과 후에는 뭘 먹어야 좋을까요? • 32
나는 무조건 굶어야만 빠진다! • 37
그럼 대체 '얼마나' 먹어야 합니까? • 42
그럼 대체 '뭘' 먹어야 합니까? • 48
쌀도 밀가루도 끊겠습니다 • 53
달달한 것, 조금만 먹으면 안 돼요? • 59
나는 저염식이 싫어요! • 63
수고한 나를 위해 일주일에 한 번은 마음껏 먹겠어! • 69
술만 먹을게요, 안주 빼고 • 73
다이어트 보조제, 정말 괜찮아요? • 78
잠이 너무 부족해요 • 83
삼시 세끼, 규칙적인 식사를 꼭 해야 하나요? • 87
식욕 조절, 나만 이렇게 안 되나요? • 92
외식할 일이 많은데 어떡하죠? • 101

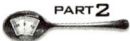 ## PART 2 실패 없는 완벽한 다이어트, 식습관 교정

왜 식습관 교정인가? • 110
현실 점검! 나는 왜 살이 찌는 걸까? • 114
본격 식습관 교정 프로젝트 • 126

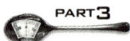 ## PART 3 잔혹한 다이어트 여정 중 상처받은 당신에게

살과 함께 젊음도 사라졌다 • 140
정체기, 내 인생의 암흑기 • 146
실수 그리고 포기 • 151
난 태어날 때부터 뚱뚱했어 • 155
다이어트 생각만 하면 우울해요 • 159
엄마, 나 마음에 안 들죠? • 164
내가 아름답고 싶은 이유 • 170

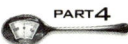 ## 맛 보장 영양 보장 레시피

젊음이여 영원하라, 항산화 주스 • 178

뚫려라 대장아, 쾌변 주스 • 180

두 끼 같은 한 끼, 포만감 셰이크 • 182

좀 더 가벼운, 다이어트 보쌈 • 184

면 요리는 포기할 수 없다, 화끈 통밀 파스타 • 186

귀차니즘 깨부수는, 참치 계란 비빔밥 • 188

샐러드 정복, DIY 샐러드 • 190

부록

탄수화물 식품군의 GI 지수 • 193

단기 다이어트 식단 • 194

REAL

다이어트에 관한
거의 모든 지식

: 다른 건 몰라도 이것만은
꼭 알고 시작해야 한다

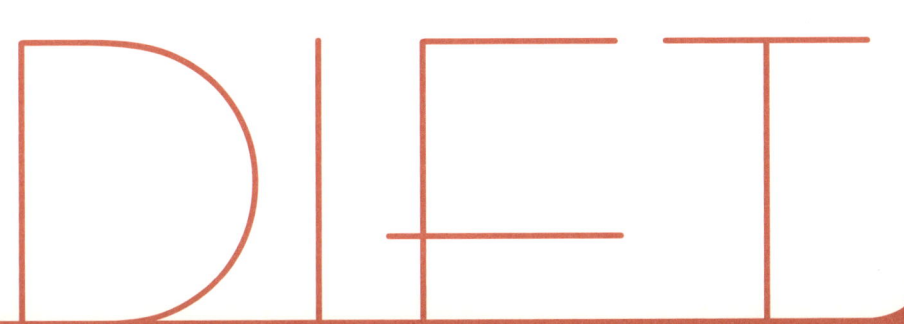

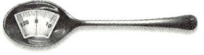

운동, 꼭 해야합니까?

피트니스 센터에서 일하는 사람으로서 이 책의 첫 번째 이야기는 운동으로 시작하고 싶었어. 때로는 식이 요법보다 운동이 더 중요하다는 것을 깨달았기 때문이랄까. 다이어트를 결심하고 이 책을 펼쳐 들었다면 이번 이야기가 끝날 무렵에는 '어떤' 결심이 서기를 기대하며, 출발해 보자!

흔히 안 먹기는 '안 하면' 되니까 쉽다고 생각하는데 운동은 안 하던 행동을 '해야' 하는 거라 그 점에 부담을 느끼는 사람들이 있어. 그래서 먹는 양만 줄이고 운동량은 늘리지 않는 사람들이 많지.(물론 안 먹기가 더 힘든 사람도 있다. 나를 포함하여)

그런데 살면서 한번쯤은 들어 봤을 거야. 다이어트를 할 때 왜 운동을 해야 하는지. 예를 들면 이런 것 있잖아.

'요요를 막기 위해서.'
'빨리 빼기 위해서.'
'살에 탄력이 떨어지지 않게 하기 위해서.'

사실 반은 맞고 반은 틀린 이야기야. 그렇다면 결국 운동은 다이어트에 있어서 최고의 처방이 될 수 없다는 뜻일까? Nope! 그럴 리가 있나. 지금부터 거품 싹 빼고 운동이 다이어트에 미치는 영향이 무엇인지 제대로 알고 가자.

운동을 하면 요요를 막을 수 있다?

달콤한 이야기야. 그런데 운동을 병행하더라도 다이어트를 중단하는 순간 요요는 와. 단, 운동을 하면서 근육량이 늘었다면 체중이 올라가는 속도가 제어되고 먹어도 예전만큼은 찌지 않게 돼. 왜냐? 근육이 기초 대사량 아무것도 안 해도 소모되는 에너지의 양을 높여 주기 때문이야. 부위별로 차이가 있기는 하지만 근육 1킬로그램이 하루에 소모하는 열량은 중간값으로 대략 150칼로리, 체지방 1킬로그램은 5칼로리 정도야. 무려 20배나 차이가 나지. 다시 말해 같은 몸무게여도 근육이 2킬로그램 더 많다면 하루에 밥 한 공기 혹은 바나나 2~3개를 더 먹어도 된다는 거야.

그렇다면 식이 요법만 한 다이어트는 어떨까. 이런 경우 체지방과 근육량을 동시에 깎아 먹기 때문에 기초 대사량이 훅훅 떨어지지. 다이어트를 중단하고 나면 남들보다 밥 한 공기는 덜 먹어야 원래 체중을 유지할 수 있을걸?(어휴, 난 그렇게는 못 살아.)

운동을 하면 체중 감량 속도가 빠르다?

땡! 틀렸어. 앞에서 말했듯이 식이 요법만 할 경우 근육과 체지방이 동시에 빠지기 때문에 살이 빠지는 속도가 더 빨라. 그래서 식이 요법만 하는 경우 체중은 예외 없이 하향 곡선을 그려.

운동을 같이 하면 초반에는 몸무게에 변화가 없거나 오히려 1~2킬로그램 정도는 늘어나. 근력 운동을 해 본 사람이라면 알 거야. 하체가 부들부들 떨릴 정도로 운동하고 난 다음 날 딱 맞던 바지가 쩡기던 경험. 운동 하루 만에 근육맨이 되어서 그런 건 아니고, 운동 후 미세하게 손상된 근육에 수분이 몰리면서 일어나는 현상이야. 그 수분 때문에 근력 운동을 시작하면 초반에 체중이 좀 불어나지.(근육이 천천히 붙고 있는 것도 사실이지만 영향이 크지는 않아)

이때, 체중이 하향 곡선을 그리려면 대개 2~3주 이상은 걸린다고 볼 수 있어. 이 시기를 못 참고 운동 효과가 없다고 생각하는 사람들이 있는데 꼭 참아 주길 바라. 체중은 요지부동일지라도 체지방은 확실히 불타고 있으니까.

운동 후 활발해진 신진대사가 최대 48시간까지 간다는 보고가 있는데 그 말인즉슨 운동을 한 시간 하고 나면 그 이후에도 추가적인 열량 소모가 이어진다는 뜻이지. 과학적 연구 결과가 이렇다는데 우리 무슨 수를 써서라도 운동해야 하지 않겠어?

운동을 하면 탄력 있게 살을 뺄 수 있다?

이건 관점에 따라 맞을 수도 틀릴 수도 있는 이야기야. 젊음의 상징인 피부 탄력은 근육이 아무리 잔뜩 붙더라도 체지방이 빠지면 힘을 잃게 돼 있어. 피부밑에 있던 지방(피하 지방)이 빠지면 아무래도 탱탱, 빵빵한 피부는 어렵거든. 피부가 얇아져서 어쩔 수 없어.(지방 이식을 하는 이유 중 하나지)

비슷한 맥락에서 종종 이런 질문도 있어.

"얼굴 혹은 가슴에만 살이 붙게 하는 음식은 없나요?"

슬프게도 특정 부위에만 살이 붙게 혹은 빠지게 하는 음식은 없어. 혹시 있으면 내가 비싸게 쳐 줄 테니 나한테 먼저 넘겨 줘.(제발)

그렇다면 탄력은 다이어트 중에는 아예 포기해야 하는 걸까? 그

건 또 아니야. 건강하고 탄탄한 몸매를 만드는 데 운동은 꼭 필요하잖아. 같은 몸무게, 키여도 체지방이 많으면 비키니를 예쁘게 입을 수 없어. 비키니의 강력한 고무줄에 살들이 저항하지 못하고 툭툭 튀어나오기 때문이지. 이때, 얇은 피부 안에 근육들이 탄탄하게 버티고 있다면 어떨까. 한번 상상해 봐. 딱 붙는 탑이나 스키니 진을 입었을 때도 마찬가지야.

그러니 그대들이여! 피부 처짐과 노화를 막는 방법은 뒤에서 자세히 알려 줄 테니 걱정은 넣어 두고 일단 운동부터 시작하자.

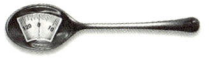

우리가 운동을 못하는 3대 이유: 돈, 시간, 체력

건강한 신체를 위해서는 운동이 필수라고 하지만, 정말이지 시간과 에너지를 쏟기 어려운 때가 있어. 운동이고 나발이고 한 시간의 휴식이 너무도 소중한 그런 때가 있지. 하지만 그럴 때조차도 생각을 바꾸면 운동을 할 수 있어.

'운동을 하고 싶어도 못 해요'라고 말하는 사람들의 대표적인 이유는 크게 세 가지야. 돈, 시간 그리고 체력. 이 셋 중에 한 가지라도 따라 주지 않으면 운동을 할 수 없다고 생각하지. 사실 나도 저

세 가지 이유로 운동을 피했던 적이 있어. 이제 와서 돌아보니 그때도 충분히 운동할 수 있었더라고. 다만 어떻게 해야 하는지 방법을 몰랐을 뿐.

'돈'이 없어서 운동을 못 해요

"운동복 살 돈이 없어요."

"헬스장 끊을 돈이 없어요."

돈이 없어서 운동을 못 한다는 이들의 주된 멘트야. 물론, 좋은 운동복을 갖춰 입고 전문 기관에서 하면 좋겠지. 그렇게 해야만 느낄 수 있는 어떤 '기분'이 있는 것도 사실이고, 그런 기분은 러닝머신 위를 희망찬 미소를 지으며 달릴 수 있게 해 줘.

하지만 새 옷, 새 신발이 걸어 주는 버프는 그리 오래 가지 않아. 수영장처럼 반드시 복장을 갖춰 입어야 하는 운동도 그리 많지 않고. 그러니 꼭 그렇게 돈을 들여야만 운동을 할 수 있는 게 아니라는 거야. 집에서 맨손으로 할 수 있는 운동들도 많지.('홈 트레이닝'이라는 이름으로 셀프 운동법이 인터넷에 널리고 널려서 이제는 켜켜이 쌓여 있잖아)

홈 트레이닝을 시도했는데 어렵기도 하고 누가 옆에서 봐 주지 않아 자꾸 다친다고? 그럼 다 때려치우고 동네라도 한 바퀴 뛰고 와. 그것만으로도 충분하니까.

모든 게 다 갖추어져야만 시작할 생각을 하면 안 돼. 나의 경험상 그런 사람들은 뭐 하나 마음에 안 들면 그 핑계로 쉽게 운동을 놓아 버리더라고. 결국, 마음가짐의 문제이지.

'시간'이 없어서 운동을 못 해요

　난 여기에 부들부들 떨릴 정도로 공감해. 학교를 졸업하고 나서부터는 정말 저 이유로 운동을 놓았으니까. 그도 그럴 것이 난 운동을 하면 항상 2시간 정도는 했거든.(씻는 시간 포함해서) 그러다 보니 2시간 정도의 여유가 없으면 운동은 할 수 없다고 생각했어. 나갔다 들어오는 시간까지 계산하면 넉넉히 3시간은 잡아야 하니까.
　하지만 이것은 완벽히 나의 판단 미스였어. 사실 2시간씩 운동할 필요가 없었거든.
　운동, 다이어트 전문가들이 권장하는 운동량은 매일 중강도로 30분, 고강도는 20분씩 주 2~3회야. 수년째 베스트셀러인 한 다이어트 책에서는 그럴 시간조차 없다면 그 **30분을 세 번에 나눠서 10분씩 하는 것도 좋다**고 이야기해.
　정말이지 인생이 피폐할 만큼 바쁜 사람들이 있어. 하지만 10분씩 세 번의 시간을 내기도 어려운 사람은 드물지. 자기 시간이 없어 운동을 못 하고 있다면 거창한 계획은 고이 접어 넣어 두고 소박하게라도 시작해 보자.

'체력'이 없어서 운동을 못 해요

가장 안타까운 경우라고 할 수 있지. 실제로 태생부터 저질 체력인 사람들이 있어. 아니면 저질 체력이 될 수밖에 없는 생활 패턴을 가졌거나. 육아를 하면서 회사에 다니거나 매일 야근에 허덕이는 사람들에게까지 시간 내서 운동하라고 하는 건 어쩐지 가혹해 보이지 않아? 하지만 운동하지 않는 것을 선택한다면 그들에게 남은 것은 다음의 두 가지뿐이야. 한번 원하는 것을 골라 볼까?

① 타고난 저질 체력 → 운동 안 함 → 저질 체력 유지 혹은 악화 → 피곤한 삶의 연속
② 너무도 바쁜 생활 → 운동 안 함 → 체력 고갈 → 과로로 쓰러짐 → 병원 신세

체력이 없어서 운동을 못 한다고 하지만 운동을 해야 체력이 생긴다는 것에는 동의할 거야. 그러니 운동은 지친 당신에게 가혹한 처단이 아니라 꼭 필요한 처방임을 기억해 줘.

앞에서 이야기한 세 가지가 극복 가능함에도 불구하고 운동을 시작하지 못하는 사람들이 있더라고. '그냥 귀찮은 경우'가 그래. 그런 사람들에게는 해 줄 수 있는 조언이 거의 없어서 "그냥 한번 경험하고 오세요"라고 방치하는 것이 나로서는 최선이야. 식이 조

절만 한 다이어트가 어떤 결과를 불러오는지 몸소 느껴 본 뒤에 결정하라는 거지. 멀리 갔다가 결국 되돌아올 것인지 아니면 속는 셈 치고 내 말을 믿어 볼 것인지, 선택은 당신 몫이야.

중강도 운동과 고강도 운동의 차이

이 정의는 사람마다 조금씩 다른데 쉽게 설명해 줄게.
중강도 운동은 호흡이 거칠어지고 땀이 조금씩 날 듯한 상태의 운동을 말해. 빠르게 걷기, 가볍게 뛰기 정도라고 생각하면 좋을 것 같아.
고강도 운동은 무산소 혹은 근력 운동 등이라고 생각하면 쉬워. 스쿼트, 플랭크, 푸쉬업 등. 그 외에 근력 운동이라고 부르기에는 다소 거리가 있지만, 뜀박질의 일종인 전력 질주도 고강도 운동에 포함돼.

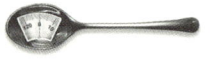

나는 왜
꾸준히
운동하지 못할까

운동은 꾸준히 해야 효과가 있다고 해서 큰맘 먹고 헬스장을 12개월씩이나 끊어 놓았는데 12개월은커녕 한 달도 제대로 다니지 못했다면 이런 생각이 들 거야.

'아까운 돈만 날리고 뭐하는 거지…….'

이번 장에서는 운동을 결심한 당신이 부딪히게 되는 마지막 관문인 '꾸준함'에 대해서 이야기할 거야. 이 관문만 잘 통과한다면 당신의 다이어트는 이미 반은 성공한 거나 마찬가지야.

운동하러 온 사람들을 자세히 보면 두 부류로 나뉘어. 꾸준히 운동하는 사람과 서서히 보이지 않다가 이내 홀연히 사라지는 사람. 경험상 한두 달 이내에 사라지는 사람이 반, 남아 있는 사람이 반 정도 되는 것 같아. 6개월 이상 지속하는 사람들? 글쎄, 10퍼센트쯤 되려나. 그래, 당신만 끊어 놓고 안 간 것이 아니야.(묘한 안도감)

운동하기로 결심한 것도 쉽지 않았는데 날마다 하려니 당연히 어렵지. 결심은 한순간에 이루어지지만 꾸준히 하는 것은 매일매일의 싸움이니까.

그런데 그 싸움에서 당신이 질 수밖에 없게 하는 위험 요인들이 몇 가지 있어. 그것들만 잘 방어해도 싸움에서 쉽게 이길 수 있을 거야. 어떤 것들이 있는지 한번 볼까?

무엇이 우리의 운동을 방해하는가
① 무리한 계획

예를 들면 이런 거야.

- 주7일 운동(하지만 결심 후에 수많은 약속이 생긴다)
- 아침, 저녁으로 하루에 두 번씩 운동(몸도 마음도 지치게 하고 싶다)
- 출근 혹은 등교 전 운동(지각이나 안 하면 다행)
- 일주일 안에 3킬로그램 감량(장담하는데 3킬로그램짜리 응가를 보는 것이 빠르다)

자기 역량과 실천 가능 수준을 넘어선 계획들은 이상적으로 보이기 때문에 비장한 마음으로 운동을 시작하게 해 줘.(마치 그 계획을 달성이라도 한 것처럼) 하지만 대부분이 실패로 끝나게 돼. 실천 자체가 어려울 뿐만 아니라 알차게 짜 놓은 계획들을 완벽하게 이행하지 못했을 때 축적되는 불만족스러운 기분이 운동을 하기 싫게 만들거든.

그렇게 축적된 '불만족'들은 어느 순간 당신의 의지를 빵 터뜨려서 공중에 흩날리게 할 거야. 그러다 결국 다른 계획을 시도할 용기가 생길 때까지 무기한 운동을 쉬게 되지. 이미 한번 데였기 때문에 다시 시작하기가 더 어려워지는 거야. 겁도 나고.

그러니 우리 제발 무리한 계획은 세우지도 말고 욕심내지도 말자. 과한 운동은 부상이나 노화와 아주 가까운 사이라는 것도 잊지 말고.

무엇이 우리의 운동을 방해하는가
② 과욕이 부른 대참사

보통 남자들 사이에서 많이 일어나는 일인데 자신의 체력 및 근력을 과대평가해서 발생하지. 어떤 건지 느낌이 와? 그래, 바로 운동 중의 부상이야.

부상을 당하면 완전히 회복되었다고 느끼기 전까지는 쉬어야 하기에 꾸준히 운동할 수 없게 되지. 부상은 잘못된 자세로 무리해서 운동하다가 발생하기도 하지만, 미숙한 운동 지도자로부터 부적절한 지도를 받아 발생하기도 하니까 경험이 많은 선생님을 만나는 것도 중요해.

크고 작은 부상을 막으려면 '간단한 준비 운동', '올바른 자세를 익힌 후 중량 늘리기' 이 두 가지를 반드시 기억해 줘. 특히 추운 겨울에 준비 운동은 필수야. 갑작스러운 혈압 상승으로 쓰러지시는 분들도 있으니까. 그러니 위 두 가지는 꼭, 꼭 명심하자.

무엇이 우리의 운동을 방해하는가
③ 운동의 목적에만 집중할 때

'난 운동을 하고 싶은 것이 아니다, 살을 빼고 싶은 것이다.'
'난 운동을 하고 싶은 것이 아니다, 근육질이 되고 싶은 것이다.'
이처럼 운동 자체에 목적이 있는 것이 아니라 운동을 통해 '이루고 싶은 것'에 더 집중할 경우 꾸준히 운동하기가 어려워져. 물론, 그런 마음가짐이 운동을 시작하게 하는 원동력이 되기도 해. 문제는 '지속력' 측면에서는 오히려 방해가 된다는 것이지.

운동 자체가 즐겁고 보람돼서 하는 사람들은 성과가 중요하긴 해도 크게 연연하지 않아. 정체기가 오거나 근육량 증가로 몸무게가 늘어도 운동을 지속하는 데 큰 무리가 없지.

하지만 운동이 전혀 즐겁지 않고 피곤한 일이라고만 느낀다면 어떻겠어? 운동하는 내내 몸에 해로운 스트레스 호르몬을 분비할 뿐 아니라 원하는 만큼의 성과가 나지 않았을 때 쉽게 포기하게 될 거야. '역시 난 운동 체질이 아니야', '역시 굶기가 짱임' 이런 결론을 내리며 말이지.

그러니 다이어트에 효과가 좋다는 운동을 쫓아다니기보다는 즐기며 할 수 있는 운동을 찾아! 운동을 즐길 수만 있다면, 운동의 목적이 '체중 감량'이 아니라 운동 '자체'에 맞춰진다면 다이어트 여정이 그리 잔혹하지만은 않을 거야.(확신해!)

운동에 관한 이야기는 여기까지야. 다음 장에서부터는 식이 조절에 대한 이야기를 본격적으로 해 볼 거야. 서당 개 삼 년이라 풍월을 읊었어도 어디까지나 나는 영양사이니까.

다이어트 이것만은 꼭!

- 다이어트에 운동이 빠져서는 절대 안 된다.
- 무리한 계획을 잡지 말자.
  - 매일 30분 중강도 운동 + 일주일에 2~3번은 20분 고강도 운동(이 정도도 훌륭하다)
  - 저강도로 장시간 운동하는 것보다 고강도로 단시간에 하는 운동이 훨씬 효과적이니 하루의 운동 시간을 길게 잡지 말자.
- 반드시 준비 운동 후 고강도 운동으로 넘어가자.
  - 준비 운동으로 좋은 운동 : 스트레칭(유연성 운동)과 빠르게 걷기(혹은 가볍게 뛰기), 총 15~20분.
- 즐기면서 할 수 있는 운동을 찾자.
  - 누가 말려도 뿌리치고 할 만큼 운동을 좋아한다면 다이어트는 정말 쉬워진다.

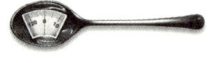

근육은 찌우고 지방은 빼 주는 식단 주세요

'근육이 적당히 붙은 슬림한 몸매.'

이거야말로 다이어트를 하는 사람들의 최종 목표지. 예전에는 가녀리고 마른 몸매를 선호했다면 지금은 다들 건강한 느낌을 주는 탄탄한 몸매를 선호해. 그래서인지 근육은 키우고 지방은 빼 주는 식단을 짜 달라는 분들이 많아. 그런데 여기에는 약간의 딜레마가 있어.

내 상담 체크 리스트에는 운동의 목적을 적는 칸이 있어. 거기에 상담받는 분들의 80~90퍼센트가 '근력 증가', '체지방 감소'라고 적으셔. 살을 쫙 뺀 말라깽이가 되고 싶은 게 아니라 건강하지만 날씬하고, 은근슬쩍 복근을 자랑할 수 있는 몸매를 원한다는 거지.

그런데 이런 몸매가 되려면 체지방은 표준 이하, 근육량은 표준 이상이어야 하는데, 문제는 근육 증가와 체지방 감소가 '동시에' 일어나기란 참 힘들다는 것이지.

운동을 아무리 열심히 해도 저열량* 식단을 섭취하고 있다면 근육량이 잘 안 늘거든. 근육량이 느는 것도 결국은 체중이 증가한다는 이야기라 잘 먹어야 할 수밖에 없어. 그런데 근육량을 늘리기 위해 많이 먹다 보면 체지방 연소는 자연히 더뎌질 수밖에 없고, 그러다 보니 식단을 짜 줘야 하는 나로서는 딜레마에 빠질 수밖에 없지.

실제로 내가 1년 가까이 영양 관리를 해드렸던 20대 한 여성 회원님의 이야기를 해 줄게. 그분의 경우, 운동은 주 5회로 고강도와 중강도 운동을 섞어서 2시간씩 했고, 식사량은 대략 1,600칼로리 정도를 유지했지. (이 운동과 식이 요법은 단순 참고만 해 줘) 그렇다면 처음 운동을 시작하고 나서 다섯 달 동안 몸에 어떤 변화가 있었는지 살펴볼까?

일단, 운동은 미친 듯이 했지만 근육량은 늘지 않았어. 저열량 식사를 했기 때문이지. (근육이 약간 빠졌지만 이 정도는 기계의 오차를 고려했

---

* 평소 본인이 먹던 양에서 1/2~1/3 정도를 줄인 식사 혹은 500~1,000칼로리(하루 기준) 정도를 절식하는 식사

체성분의 변화

	체중(kg)	체지방(kg)	근육(kg)
다이어트 전	70.6	24.2	42.4
다이어트 후	64.9	18.6	41.8

체성분 값은 기계에 따라 다소 차이가 있을 수 있다

을 때 유지했다고 볼 수 있어) 운동을 조금 과하게 한 듯싶지만 이것이 독이 됐는지 약이 됐는지는 내가 판단하기 어렵고, 영양학적인 측면에서 봤을 때 근육량이 늘기 어려운 식사를 하고 있던 것은 분명해. 대부분의 다이어터들이 운동과 저열량 식사를 병행하는 다이어트를 하는데 결과적으로 보면 체지방은 물론이고 근육량까지 줄어들게 돼.(혹은 겨우 유지)

드물게 체지방은 빼고 근육량만 늘려 가는 사람들도 있어. 워낙 근육량이 적어서 조금만 운동해도 근육량이 쭉쭉 늘어나는 사람들이 그렇더라고. 그런데 그런 사람들도 근육량이 표준 범위로 올라오기 시작하면 보통 사람들과 똑같아져.

그래서 현재 보디빌딩 선수 생활을 하고 계신 선생님께 물어봤어. 그분들의 몸이야말로 저지방 고단백 아니니.(마치 훈제 닭 가슴살처럼) 들어 보니 그분은 체지방 감량과 근육량 증가를 위해 따로 관리한다고 하셨어. 일단은 체중(체지방) 증가를 감수하고 잘 먹어서 근육을 키운 다음에 체지방만 쏙 빼기 위해 다이어트 기간을 갖는 거지.**

그렇게 하면 다이어트를 할 때 다시 근육이 빠지지 않느냐고? 걱정 마. 적정 식사량을 지키고 운동만 꾸준히 한다면 충분히 막을 수 있으니까.

문제는 다이어트하고 싶은 사람에 '많이 믹고 근육 기운 다음에 살 뺍시다'라고 하면 대부분이 반기지 않는다는 거지. 대부분의 여자들은 잠시 잠깐도 체중이 늘어나는 것을 싫어하니까. 그럴 때는 체지방을 먼저 감량한(근육은 최대한 유지하면서) 다음 근육을 키우는 것에 초점을 맞추어도 좋아.

'체지방 감소가 먼저냐', '근육량 증가가 먼저냐' 그것이 알고 싶다면 근처 보건소나 피트니스 센터에 가서 체성분 분석 기계로 자신의 몸을 측정해 볼 것을 추천해. 그런 뒤 근육량이 표준 이상 혹은 표준 범위 내에서도 상위권이라면 체지방 감량부터, 근육량이 표준 이하거나 표준 범위 내에서도 하위권이라면 근력 향상에 초점을 맞춰서 하면 돼.

근력 향상에 초점을 맞춘다는 것은 평소처럼 먹으면서 열심히 운동하는 것이고, 체지방 감량에 초점을 맞춘다는 것은 식이 조절을 하면서 운동하는 것을 의미해. 잊지 마. 어디에도 운동이 빠지는 법은 없어.

** 보디빌더의 식이 요법은 선수들마다 다를 수 있다.

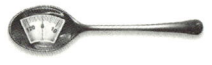

운동 전과 후에는 뭘 먹어야 좋을까요?

'운동 전에 밥을 먹어도 되나요?'

'공복에 하는 운동이 정말 효과가 좋은가요?'

'운동 전후로는 무엇을 챙겨 먹으면 좋을까요?'

어때, 공감 팍팍 되는 질문들이지? 운동 관련 식이 요법이 늘 헷갈리고 애매했다면 이번 장에서 분명한 기준을 얻어 갈 수 있을 거야.

위 질문들은 실제 센터에서 사람들이 내게 가장 많이 하던 질문이야. 특히 '운동 전후로는 어떻게 먹어야 하느냐'에 대한 답은 운동의 초점이 '체지방 분해'냐 '근력 향상'이냐에 따라 달라져. 운동 전후에 먹는 탄수화물과 단백질의 기능이 각기 다르기 때문이지.

탄수화물과 단백질의 기능 비교

운동 전 '탄수화물'의 역할	운동 전 '단백질'의 역할
근력 운동의 효율을 높임 근육과 간에 글리코겐*을 짱짱하게 채워 줘. 특히 탄수화물은 근력 운동을 할 때 많이 필요해. 높은 중량을 드는 데 도움이 되고 운동 중 피로감을 더디게 느끼도록 해 주지. 운동 전 약간의 탄수화물은 운동을 즐기기 위한 필수 요건이라고 봐도 좋아.	**운동 중 발생하는 근 손실을 예방** 고강도 운동을 하면 미세하게 근육들이 손상되고 그로부터 단백질들이 유리되기 쉬워. 이때 혈중 아미노산들이 빵빵하게 채워져 있으면 근육으로부터 단백질이 소실되는 것을 막을 수 있어. 더불어 근육이 자극을 받아 합성되는 위치에는 아미노산을 재빠르게 공급해 주게 돼.
운동 후 '탄수화물'의 역할	운동 후 '단백질'의 역할
근육 소모를 줄여 줌 운동 직후 탈탈 털린 글리코겐을 보충해 줘. 운동이 끝나도 우리 몸은 신진대사가 높아져 추가적인 열량을 소모하게 되는데 이때 탄수화물을 섭취하면 단백질이 소모되지 않도록 도와줄 수 있어.(근육 소모뿐 아니라 체지방 소모도 막아 줄 수 있으니 운동 목적에 따라 고민이 필요한 부분이야.)	**근육 형성에 필요한 단백질 공급** 근육 형성은 운동이 끝난 후에도 계속해서 일어나기 때문에 단백질을 보충해 주면 효과가 좋아. 그런데 얘도 탄수화물과 마찬가지로 먹으면 체지방 분해를 더디게 하는 것 아니냐고? 걱정 마. 우리 몸은 에너지를 사용할 때 단백질보다는 지방을 먼저 사용하니 운동 후의 단백질 섭취가 체지방 분해를 막을 거라는 걱정은 안 해도 돼.

* 포도당이 거미줄처럼 엮여 있는 탄수화물의 일종. 인체에 탄수화물이 저장될 때는 글리코겐의 형태로 저장된다.

체지방 감량을 위한 식단표

운동 전	
탄수화물 △ 꿀 한 스푼 혹은 바나나 작은 것 하나	단백질 △ 저지방 우유 200mL 혹은 달걀흰자 2개
운동 후	
탄수화물 X	단백질 ○ 달걀흰자 3개 혹은 닭 가슴살 한 덩이(100g)

근력 증가를 위한 식단표

운동 전	
탄수화물 ○ 바나나 1개 혹은 오렌지 주스 200mL	단백질 ○ 저지방 우유 300mL 혹은 달걀흰자 3개
운동 후	
탄수화물 △ 꿀 두 스푼	단백질 ○ 달걀흰자 3개 혹은 닭 가슴살 한 덩이(100g)

그런데 여기서 오해하지 말아야 할 것이 있어. 밥을 건하게 먹고서 이것들을 또 챙겨 먹으라는 말이 아니야. 하루에 먹을 음식의 양을 '10'이라고 하면 아침, 점심, 저녁 식사 때 '8'정도만 먹고 나머지 '2'를 앞의 식단으로 먹는다고 생각해야 해. (우린 다이어트가 목표잖아)

만약 식사를 마친 지 1시간 이내로 운동을 하게 된다면 따로 뭐 챙겨 먹지 말고 바로 운동해도 좋아. 그대의 몸은 이미 영양소들로 꽉 차 있을 테니 말이야.

자, 그럼 여기서 문제! 공복에 하는 운동은 어떨 것 같아? 정말이지 살을 빼는 데 효과적일까?

공복 상태라고 하면 밥을 먹은 지 꽤 됐기 때문에 몸에 저장되어 있던 탄수화물이 거의 바닥난 상태일 거야. 그럼 이때 운동을 하게 되면 체지방부터 쓰게 되지 않을까? 탄수화물이 없으니 체지방이라도 써야 할 것 아니야. 정답은, 그래! 체지방이 연소될 확률은 확실히 높아져. 하지만 그게 끝이라면 굳이 운동 전에 뭔가를 챙겨 먹으라는 조언은 하지 않았겠지.

공복 운동의 문제점

공복 운동에는 두 가지 문제점이 있어. 첫째, 혈당이 떨어진 상태에서 운동을 하면 어지럽거나 힘이 안 나서 운동 효율이 떨어지게 돼. 그렇게 되면 계획한 것을 끝내기도 전에 운동을 그만두게 될 수도 있어. 그런 무기력한 기분을 자주 느끼다 보면 운동이 싫어지게 될 수도 있고. 결국, 다이어트 포기로 이어질 가능성도 생기지.

둘째, 저혈당 상태로 오래 있다 보면 들어오는 음식물을 체지방으로 전환할 확률이 높아져. 갑자기 높아진 혈당에 의해 분비된 다량의 인슐린은 탄수화물을 지방으로 전환시키거든.

공복 운동을 하신 분들을 관찰한 결과 실제로 도움이 된 분도 있고 되지 않은 분도 있었어. 이 수치는 비슷해. 그러니 나는 웬만하면 그냥 먹고 운동하라고 하는 편이야. 뚜렷한 효과를 보장하기도 어려울뿐더러 운동은 최대한 즐겁게 해야 한다고 생각하거든.

끝으로 '나는 바나나고 나발이고 운동 전에 뭘 먹으면 속이 울렁대서 운동을 못 합니다!' 하는 분들에게 한마디 할게. 이런 경우 최소 한 시간 전에는 식사를 마치고, 운동 20~30분 전에 우유나 꿀물 정도만 섭취해 줘. 이 정도도 못 견디는 사람은 별로 없겠지만, 혹 당신이 그렇다면 굳이 챙겨 먹지 않아도 돼. 운동할 때는 좋은 기억만 남기자고.

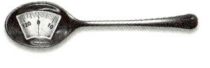

나는 무조건 굶어야만 빠진다!

굶어야만 살이 빠진다고 하는 사람들이 참 많아. 비슷한 말로 '난 물만 마셔도 살쪄요'가 있지. 물론, 굶어야지만 살이 빠진다고 느낄 만큼 정말로 살이 안 빠지고 잘 찌는 체질이 있어.(망할) 하지만 그렇다고 해도 굶는 다이어트(혹은 굶기에 가까운 다이어트)는 반드시 중단해야 해. 지금부터 그 세 가지 이유를 이야기해 줄게.

첫째, 굶어야만 빠지는 체질은 없어. 적당한 식이 조절을 하면서 다이어트를 했을 때 조금씩 줄어드는 체중이 성에 차지 않을 뿐이지. 평소 먹던 것에서 조금만 양을 줄이거나 문제가 되던 식습관을 단 한 가지만 고쳐도 살은 빠지게 되어 있어. 다만 그것은 마치 개미가 세계 일주하는 느낌이니까 급한 마음에 '굶기'를 처방해 버리는 걸 거야. 스스로에게 '나는 지금 다이어트를 하고 있다'라는 느낌을 주기 위해 도움도 안 되는 험난한 길을 걷지는 말자. 굶기가 체질에 맞는 사람은 없으니까.

둘째, 살이 빠지는 속도와 시기는 사람마다 달라. 다이어트를 시작했는데 몸무게가 그대로라고? 그래서 굶어야겠다고? 천만에. 체중 감량에 속도가 붙는 황금기가 아직 안 온 것일 수도 있어. 무조건 굶어야만 빠진다고 말하는 사람들의 심리에는 기본적으로 빨리 빼고 싶어 하는 조급함이 있어.

물론, 그렇겠지. 그 고통의 시간을 누가 오래 만끽하고 싶겠니. 하지만 당장 눈에 보이지 않아도 노력은 반드시 보상받게 되어 있어. 인체의 구조가 복잡하다 보니 그 황금기가 언제일지 예상하기 어려울 뿐이야.

이 일을 시작한 지 6개월 즈음 지났을 때 만난 한 회원의 사례를 들어 줄게. 그분은 내가 짜 준 식단과 트레이너의 운동 스케줄을 완벽에 가깝게 지켰음에도 불구하고 두 달간 체성분에 아무런 변화가 없었어. 미안할 정도로 말이지.(그때는 정말 곤란했지) 하지만 감사하게도 그 잔인한 두 달을 잘 버텨 주셨고, 이후에는 눈에 띌 정도로 체지방이 쑥쑥 빠졌어.

체중 변화의 유형

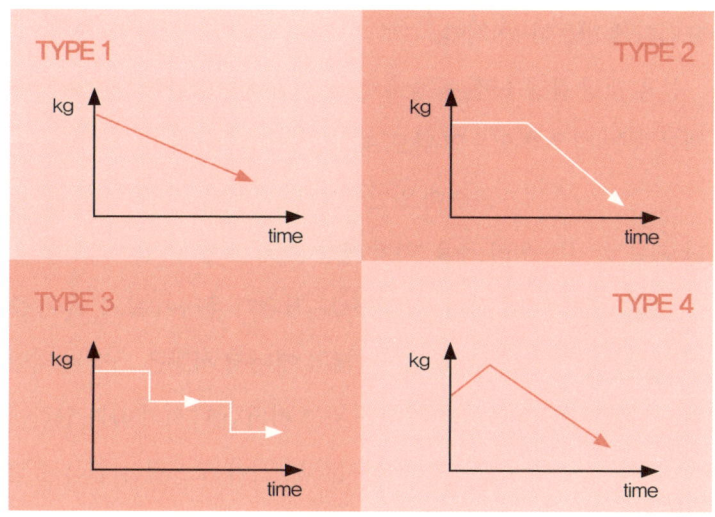

　많은 사람들이 운동, 식이 조절의 시작과 함께 살이 쏙 빠지길 기대하지만, 그렇지 않은 경우가 정말 많아.
　그동안 봐 온 사람들과 경험을 토대로 체중이 변화되는 유형을 위와 같이 크게 네 가지로 분류해 봤어. 경험에 의한 것이라 아주 과학적이지는 않지만, 수백 명을 상대해 본 결과 두 번째 유형이 가장 많았다고 자신 있게 말할 수 있어. 초반에 아무런 변화도 보이지 않는 기간이 일주일이면 끝나는 사람도 있지만, 두 달이 걸리는 사람도 있어. 어쩌면 그 이상 걸리는 사람도 있을 수 있겠지?
　대망의 세 번째, 굶기는 패망의 선봉, 넘어짐의 앞잡이야. 무슨 말이냐 하면 '굶기는 결과적으로 다이어트를 망하게 하고 결국은 포기하게 만든다'는 거야.

간혹 웨딩 촬영, 면접 등 중요한 날을 위해 단기간에 체중을 감량해야 하는 경우가 있으면 나도 초저열량 식단을 짜 주고는 해.(그래도 굶으라고는 안 한다) 그런데 일반적으로는 안 돼. 지나친 저열량 식단 혹은 굶기는 우리 몸을 '지방 생산 기계'로 만들어 버리거든.

오래전, 그러니까 석기 시대쯤으로 거슬러 올라가 보자. 굶어 죽기 십상이던 당시 인류에게는 인체의 에너지 저장은 생명과 직결된 문제였어. 이때 우리의 똑똑한 뇌는 거의 굶다시피 하는 인간에게 '기아 모드Starvation Mode'를 작동시켰지. 기아 모드란 섭취하는 열량의 많은 부분을 체지방으로 전환시키고 신진대사를 떨어뜨려서 에너지를 사용하지 못하게 막는 상태라고 생각하면 돼. 언제 식량이 떨어질지 모르던 그때는 인류에게 아주 이로운 시스템이었지.

하지만 요즘은 그때랑 다르잖아(많이). 만약 당신이 굶기를 반복한다면 뇌는 아직도 '아, 얘가 없어서 못 먹는구나' 하고 기아 모드를 작동시킬 거야.(착하기도 하지. 당신의 생존을 응원하는 거야) 결국, 굶기 다이어트를 계속하다 보면 우리 몸은 기아 모드로 굳어져서 살찌는 체질의 완전체가 될 수밖에 없어.

실제로 10년 가까이 굶기 다이어트를 반복해 온 여자분을 만났는데 체중이 100킬로그램이 넘으셔. 지금은 조금만 먹어도 살이 찔 뿐만 아니라 예전만큼 잘 빠지지도 않는대. 여기서 더 충격적인 것은 그녀의 하루 총 식사량이 다른 사람들과 별 차이가 없다는 거야. 내가 이런 이야기를 아주 자주 듣는데 그런데 굶는 다이어트를 추천할 수 있을까?

부탁이니까 제발 조급해하지 마. 살 빼고 아주 잠깐 예쁘고 싶은 거 아니잖아 우리.

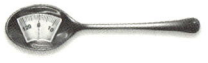

그럼 대체 '얼마나' 먹어야 합니까?

지금쯤이면 '그래, 굶으면 안 되는 건 알겠어. 그럼 도대체 얼마나 먹어야 하는 건데?'라는 질문이 나올 타이밍이지. 좋아, 건강하게 다이어트를 하려면 얼마만큼 먹어야 하는지 한번 알아보자.

본론으로 들어가기 전에 반드시 짚고 넘어가야 할 문제가 있어. 바로 칼로리Calorie야. 이건 '거리가 100M입니다', '온도가 10℃이군요' 할 때 쓰는 단위처럼 음식의 열량과 관련된 단위로 쓰이고 있어. 그래서 '얼마나 먹어야 하나요?'라는 질문에 답할 때는 칼로리 이야기가 많이 나와. 하지만 여기에는 문제가 좀 있어. 칼로리 계산법으로 나온 수치는 굉.장.히 부정확하기 때문이지.

지금으로부터 약 120여 년 전, 미국의 농화학자인 윌버 올린 에트워터가 만든 칼로리 계산법은 음식물을 태웠을 때 발생하는 열에너지가 우리 몸에서 내는 열량과 같을 것이라고 추정한 방법이야. 이렇게 생각하게 된 데는 다음의 원리 때문이야.

우리 몸에서 열량을 내는 3대 영양소인 탄수화물, 단백질, 지방(이하 탄단지)은 우리 몸에 들어와서 쓰인 후 물과 이산화탄소로 분해되는데, 몸 밖에서 불로 태울 때도 물과 이산화탄소로 분해가 돼.(단백질의 경우는 조금 다르지만) 즉, 반응물(탄단지)과 생성물(물과 이산화탄소)이 같으니 그 과정에서 생성하는 에너지도 같을 거라고 본 거야.

그래, 이건 그나마 과학적이니 넘어가 주자. 더 큰 문제는 에트워터 계산법으로 닭 가슴살 100그램이 100칼로리가 된다고 해도 몸에서 소화, 흡수되는 것은 사람마다 차이가 있다는 거야. 얼굴 생김새가 사람마다 다른 것처럼 오장육부 역시 생김새나 기능이 아주 제각각이니까.

예를 들면 이런 거야. 지방의 유화를 돕는 담즙의 분비가 잘 안 되는 사람은 지방의 소화나 흡수가 떨어지는 반면, 소장의 길이가 긴 사람은 영양소를 더 긴 시간 동안 잘 흡수할 수 있어. 그러니 똑같은 닭 가슴살을 먹어도 누군가에게는 70칼로리가 되고 누군가에게는 100칼로리가 될 수 있다는 거지.

뿐만 아니라 식품의 재배 및 사육 방법, 조리 방법, 섭취자의 나이, 성별 등의 요건도 칼로리에 영향을 줘. 그 결과 칼로리 계산법의 오차율이 30퍼센트 안팎을 오간다는 데 도저히 믿고 쓰기에는 믿음이 안 가지. 그래서 많은 전문가들이 칼로리 계산법을 거부하고 있어.

그런데도 나는 종종 칼로리(혹은 열량)라는 표현을 쓰기는 쓸 거야. 당신과 내가 의사소통하는 데는 그게 편하거든.(어찌 보면 관습의 폐해지) 아직까지는 칼로리를 대신할 수 있는 단위가 없지만, 크게 걱정하지는 마. 난 칼로리에 그렇게 매여 있지 않거든.

자, 이제 드디어 본론이다. 그럼 도대체 얼마나 먹어야 할까? 일단은 살을 빼고 싶은 거니까 평소보다 덜 먹을 필요는 있어. 식사량 조절은 '요요를 불러올 뿐이다'라고 말하는 전문가들도 있지만, 식사량 조절을 전혀 하지 않고 운동만 할 경우, 날씬해지기보다는 근육맨이 되기 쉬워. 실제 그런 경우를 난 많이 봤거든.(건강한 돼지가 된다고들 하지)

그러니 식사량을 조절하되 '이 정도는 습관만 들이면 평생 할 수 있겠다', '건강에 문제가 없겠다' 하는 확신이 드는 수준에서 해야 해. 가장 이상적인 식사량에 관해서 이야기하기 전에 식단 하나를 보여 줄게.

하루 1,200칼로리 섭취 식단

식단	영양 성분
아침	삶은 달걀흰자 3개(75g) 사과 1개(300g) 견과류 한 줌(아몬드 20g) 저지방 우유 200mL
점심	고구마 중간 크기 것 1개(200g) 닭 가슴살 한 덩이(100g) 방울토마토 10개(200g)
저녁	두부 200g 바나나 2개(240g) 파프리카 1개(100g) 데친 브로콜리 1/3개(100g)

출처 http://www.foodnara.go.kr/kisna

 어때? 예전에 다이어트 해 본 경험이 있다면 이것보다 적게 먹은 적이 있었는지 한번 생각해 봐. 이 식단표는 1,200칼로리로 구성되어 있는데, 앞서 이야기한 것처럼 칼로리 계산법에는 허점이 많기 때문에 이 식단을 보여주는 것 자체로는 크게 의미가 없어. 이걸 다 먹었을 때 당신 몸에서 500칼로리가 될지 1,000칼로리가 될지는 장담해 줄 수 없으니까.

 그런데도 이 식단표를 보여 주는 이유는 단 하나, 이것보다 적게 먹으면 안 된다는 이야기를 해 주고 싶었어. 실제로 엄청난 초초저열량 식사를 하면서도 본인이 얼마나 안 먹고 있는지 모르는 사람들이 많더라고.

 내 기준에서 키 165센티미터의 20대 여성이 하루 1,200칼로리 이하로 섭취하는 것은 굶기에 가까운 식이 요법으로 정의해. 그러니 이 1,200칼로리 식단은 내가 너무 안 먹고 있는 것은 아닌지 판단하게 해 주는 지표로 틈틈이 활용해 봐.

 이렇게까지 했는데도 이것보다 덜 먹겠다고 결심할까 봐 다소 충격적일 수 있는 이야기를 하나 할게. 실제로 체중 감량이 필요한 사람들을 모아 놓고 두 그룹으로 나눠 800칼로리 식단과 1,200칼로리 식단을 제공하는 실험을 했어. 그 결과 초반에는 800칼로리 식단이 살이 잘 빠지는 듯했지만, 나중에는 두 집단에 큰 차이가 없었대. 고통스럽기만 하고 결과는 같은 거지.(배신자 같으니라고) 그러니 미련 갖지 말자.

 여기서 결론은 그러니 '1,200칼로리 이상 드세요'가 아니야. 그렇게 되면 매번 뭘 먹을 때마다 칼로리를 계산하라는 얘기가 되잖아. 게다가 사람마다 하루 필요 열량이 다 다른데 모두에게 '1,200칼로리 이상'이라고 단편적으로 얘기할 수는 없지.

 내가 권장하는 식이 조절은 평소 식사량에서 20~40퍼센트 정도 줄여 보는 거야. 식사량에 큰 문제가 없는 사람은 20퍼센트 정도만, 과식을 일삼는 사람은 최대 40퍼센트 정도 줄여서 식사를 하는 거지. 미국 국립보건원에서 '저열량 식사LCD, Low Calorie Diets'를 평소 먹던 양의 500~1,000칼로리 섭취 감소로 제안하는 것과 비슷한 맥락이지.

  자, 그럼 다음에는 '식사량만 줄이면 아무거나 먹어도 되나요?'라는 질문이 나올 차례인가.

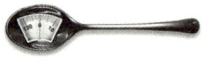

그럼 대체 '뭘' 먹어야 합니까?

종일 굶고서 '난 오늘 굶었으니 저녁은 치킨이다. 오늘은 그래도 돼!'라고 생각해 본 적이 있을 거야. 그런데 식사량만 줄이면 뭘 먹어도 상관없다는 생각은 다소 위험해. 사람의 몸이라는 게 그렇게 단순하지만은 않거든.

네이버에서 〈나는 영양사다〉 포스트를 연재할 때, 이런 질문이 왔었어.

"같은 칼로리라면 초콜릿을 먹나, 닭 가슴살을 먹나 상관없지 않나요? 결국, 살은 '운동해서 소모한 칼로리- 음식으로 섭취한 칼로리'만큼 빠지는 것 아닌가요?"

일리 있는 말이야. 나도 꽤 오랫동안 저 공식에서 헤어 나오지 못했거든. 하지만 피트니스 센터의 영양사로 일하면서 배웠어. '저 공식은 거의 성립하지 않는다'는 것을. 이 말은 움직일 필요도 식사량을 줄일 필요도 없다는 뜻이 아니라, 절대 저렇게 단순하지 않다는 뜻이야. 만약 저 공식이 성립한다면 정체기 같은 것은 오면 안 돼. 열심히 운동하고 조금만 먹는데도 찾아오는 것이 정체기니까.

하루 한 끼만 먹으면서 폭식하는 사람과 세끼에 나눠서 적당히 먹는 사람, 밥을 먹는 사람과 간식으로 때우는 사람을 비교해 봤을 때 위의 공식은 성립하지 않았어. 비슷한 칼로리를 섭취했음에도 불구하고 '무엇을' 먹었느냐가 결과를 바꿔 놓았으니까.

이런 결과가 발생한 데는 다양한 이유가 있겠지만, 그중에서 가장 유력한 요인은 '세상에는 너무도 많은 영양 성분들이 존재하고 몸에서 기능하는 것이 다 다르다'는 것이야.

즉, 음식을 칼로리 차원에서만 해석해서는 안 된다는 거지. 칼로리 외에도 비타민이나 무기질 그 외 파이토케미컬 Phytochemicals 이라 불리는 것들이 다이어트에 직간접적으로 영향을 미치고 있으니까. 구체적인 예시를 두 가지만 들어 볼게.

첫째, 지방은 몸에서 에너지로 사용될 때 아세틸 Co-A이라는 놈으로 분해되어야 하는데 이 과정에서 니아신Niacin과 리보플라빈Riboflavin이라는 비타민이 작용해. 니아신은 육류, 생선류, 곡류, 리보플라빈은 녹황색 채소, 버섯, 우유 등에 있지.

만약 이 영양소들의 섭취가 부진해지면 어떻게 될까? 체지방 분해 효율이 떨어지는 것은 물론이고, 필요한 에너지를 생산하기 위해 체지방 대신 근육을 분해할 수도 있겠지.

둘째, 초콜릿과 같이 정말 미치게 맛있지만 당류 함량이 높아서 순간적으로 혈당 수치를 올려 버리는 음식들은 인슐린도 순간적으로 많이 분비하게 해. 인슐린 수치가 급격히 높아지면 이미 들어온 탄수화물을 지방으로 바꿔 버리는데 한마디로 지방 세포를 살찌운다는 이야기야.

그 외에도 신진대사를 높여 체지방을 분해해 준다고 소문난 고추의 캡사이신Capsaicin, 비만 및 여러 질병 유발자로 악명 높은 트랜스 지방산Trans fatty acid 등 다이어트에 영향을 미치는 영양 성분들은 정말 많아. 그러니 음식을 단순히 칼로리 수준에서만 해석해서는 안 되는 거지. 우리 몸도 그렇고 식품들도 그렇고 결코 단순하지 않거든.

다이어트 중이라면 꼭 지켜야 할 식습관

그렇다면 어떻게 먹어야 할까? 앞으로 다룰 이야기들과 겹치지 않는 선에서 간단하게 세 가지만 제안할게.(다이어트를 위한 본격적인 식이 조절은 Part 2에서 보다 자세하게 다룰 거야)

첫째, 끼니마다 탄수화물, 단백질, 지방이 골고루 들어간 식사를 해야 해. 탄수화물이 풍부한 식품에 들어 있는 주된 영양소와 단백질, 지방이 풍부한 식품의 주된 영양소가 다르므로 골고루 먹는 것이 중요해.(비타민B12의 경우 동물성 식품에만 존재하고, 비타민A, D, E, K의 경우는 주로 지방이 있는 식품에 존재하거든)

둘째, 자극적이지 않게 먹어야 해. 많은 사람들이 '맵고 짠 것은 몸에 나쁘다'라고 알고 있는데 여기서 매운맛은 다소 억울한 경향이 있어. 캡사이신과 같은 매운맛을 내는 성분들은 식욕을 억제하고 신진대사를 높여 추가적인 열량 소모를 유도하거든.

하지만 우리나라에서 맵다고 하는 것들은 보통 짜거나 단맛을 동반하지. 그게 문제가 되는 거야. 그 대표적인 예가 떡볶이겠지? 단맛은 당류(설탕 등)를, 짠맛은 나트륨을 과다 섭취하게 될 위험이 큼을 의미해. 이런 자극적인 맛들은 과식을 유도하니 피하는 것이 여러모로 바람직할 거야. 특히 인위적으로 매운맛을 낸 요리들은 폭풍 설사를 유발하니 매운맛도 적당할 필요가 있어.

셋째, 유기농 채소 및 자연 방목해 키운 육류를 선택해야 해. 유기농 식품과 자연 방목한 육류는 같은 품종이어도 영양학적으로 훨씬 가치 있다고 밝혀졌어. 비타민, 무기질의 함량이 더 높은 것은 물론이고 육류의 경우 자연 방목하여 키운 것들이 지방산의 종류가 좀 더 바람직하게 구성되어 있지. 방부제나 농약, 성장 호르몬과 같은 화학 물질로부터 멀어지는 것은 덤이고!

　가격이 비싸기는 하지만 그럴 만한 가치가 있다고 생각해. 유기농 식품을 구분하는 방법은 농림축산식품부 http://www.mafra.go.kr/ 에서 발행한 마크를 확인해 보면 도움이 될 거야.

다이어트 식단의 나쁜 예, 좋은 예

나쁜 예 : 달걀과 같은 고명이 없는 면 요리(단백질 부족), 떡(단백질, 지방 부족), 과일과 채소만 섭취(단백질, 지방 부족), 과자류(보통 탄수화물과 지방은 과다, 비타민과 무기질은 부족)

좋은 예 : 속이 알차게 든 김밥, 소스를 적게 넣은 통밀 샌드위치, 달걀 혹은 소고기를 넣은 비빔밥, 생선구이 정식, 한정식, 샤브샤브, 월남쌈 등.

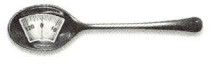

쌀도 밀가루도 끊겠습니다

'흰쌀밥이 살이 많이 찐다더라.'
'밀가루가 그렇게 몸에 안 좋다더라.'

탄수화물과 관련된 식품들은 종종 이렇게 다이어트와 건강의 주적으로 표현되고는 해. 그래서 다이어트 중에는 쌀과 밀가루를 끊는 사람들도 많아. 하지만 탄수화물은 우리 몸에 꼭 필요한 영양소야. 살고 싶다면 일정량 이상 섭취하는 것이 바람직하지. 그렇다면 다이어트 중에는 어떻게 해야 좋을까?

의사 및 영양학자 등 다양한 분야의 전문가들이 현대인의 비만 원인을 찾기 위해 많은 연구를 하고 있어. 특히 식습관에서 원인을 찾는 연구가 활발한데 수십 년 전에는 지방 섭취, 그중에서도 특히 포화 지방이나 트랜스 지방에 초점이 맞춰져 있었는데 최근에는 탄수화물로 그 화살이 돌아가 있어.

실제로 다량의 탄수화물 섭취가 비만뿐 아니라 각종 성인병과 연관이 있다는 연구들이 쏟아져 나오고 있어. 그래서 살을 빼고 싶으면 '탄수화물을 끊어야 한다'는 소문이 생긴 것 같아.

하지만 탄수화물을 끊는 것, 최소화하려는 시도는 극단적인 처사야. 앞에서 말한 것처럼 탄수화물은 우리 몸에 일정량 이상 꼭 필요하거든.

한국영양학회(2010)에서 발표한 내용에 따르면 20대 여자의(키 : 160cm/ 몸무게 : 56.3kg 기준) 하루 탄수화물 섭취 기준이 368그램이야. 단백질이 50그램, 지방이 58그램인 것을 감안하면 많은 양이지.(무려 7배!) 탄수화물 368그램은 밥으로는 4공기(800그램), 고구마로는 1.2킬로그램 정도 되는 양이야.(다른 반찬 없이 쟤네들만 먹는다고 가정했을 때) 그래서 사람들이 쌀이나 밀가루를 끊는다고 하면 사실 좀 말리고 싶어져.

여기서 당신의 귀가 솔깃해지는 이야기를 해 주자면 탄수화물은 사실 다이어트에 도움이 돼! 여기에는 두 가지 근거가 있어.

탄수화물이 우리 몸에서 하는 일

첫째, 탄수화물은 단백질 절약 작용을 해. 우리 몸에서 에너지가 필요한 경우 단백질이나 지방보다는 탄수화물이 가장 먼저 쓰여. 그렇다 보니 탄수화물 섭취가 부족하면 작은 활동에도 탈탈 털리게 돼. 그러면 어떻게 될까? 그래, 지방 아니면 단백질을 쓰기 시작할 테지. 이때 지방만 써 주신다면 정말 감사하겠지만, 아쉽게도 그게 그렇지가 않아. 단백질도 '포도당 신생*'의 과정을 거쳐서 에너지로 사용될 확률이 높아지거든.

오랜 시간 탄수화물이 부족한 상태가 되면 근육량을 보전하기가 어려워져. 장기적으로 봤을 때 이상적인 다이어트와는 멀어지게 되지.

둘째, 탄수화물은 체지방이 산화(분해)되는 과정에 관여해. 체지방이 분해되어 에너지를 내는 과정은 지방이 산소와 결합하는 산화 과정으로 보는데, 이때 꽤 많은 양의 산소가 필요해. 보통은 호흡을 통해 들어오는데, 강도 높은 운동을 하게 되면 호흡만으로는 산소가 부족한 상황이 생겨. 고강도 운동으로 갈수록 그렇게 되지.

이럴 때 탄수화물이 체지방 분해를 위한 산소를 제공해 줘. 그러니 효율적인 체지방 분해를 위해서는 탄수화물이 꼭 필요하다는 거야.

---

* 몸에서 포도당이 부족할 때 단백질이나 지방이 포도당으로 변하는 과정

이 두 가지 이유만 봐도 일정량 이상의 탄수화물을 섭취해 주는 것이 좋은데 여기에 한 가지 이유가 더 있어.(아주 치명적이지) 탄수화물이 부족할 때 지방이 불완전 연소하며 생기는 케톤체 Ketone Body, 얘가 정말 불쾌한 물질이거든.

우리의 뇌는 근육과 달리 탄수화물, 단백질, 지방 중에 탄수화물(정확히는 포도당)밖에 사용할 수가 없어. 그런데 탄수화물을 안 먹어서 포도당이 부족해지면 지방을 산화시켜서 케톤체라는 물질을 만들고, 그 친구를 뇌로 파견 보내.(쉽게 말해 포도당의 땜빵용)

이렇게만 보면 케톤체가 좋은 물질이기는 한데 특성상 불쾌한 입 냄새를 유발하기 때문에 주변 사람들을 화나게 할 가능성이 있어.(입 냄새 나는 친구에게 '너 입 냄새나니까…… 이제 그만 말해……'라고 할 수 없는 고통, 모두 알지?)

이 과정은 포도당이 뇌로 순순히 들어가서 쓰이는 과정에 비해 경로가 복잡하고 느리기 때문에 뇌가 쉽게 피로해져. 그뿐이 아니야. 장기적으로 봤을 때 혈중 케톤체 수치가 높은 상태로 유지되면 인체에 좋지 않은 영향을 주게 돼.

탄수화물을 과하게 섭취하면 안 되겠지만 적정량은 필요하다는 것, 이제는 이해할 수 있을 거야. 그러니 앞으로는 탄수화물을 꼭 챙겨 먹자. 알겠지?

탄수화물을 섭취하는 올바른 방법

다음은 현명하게 탄수화물을 섭취하는 방법이야.

첫째, 좋은 탄수화물을 먹자! 좋은 탄수화물이란 비타민, 무기질, 식이 섬유 등 다양한 영양소를 풍부하게 가진 식품을 말해. 반대로 나쁜 탄수화물은 가공 과정을 많이 거쳐 탄수화물 외에 다른 영양소는 거의 없거나 많이 소실된 식품으로 생각하면 돼.

보통은 가공 과정을 거친 것들이 나쁜 탄수화물로 분류되는데, 그런 애들은 당 지수(GI, Glycemic index)가 높아서 다이어트를 방해하기도 하지.(GI에 대한 자세한 이야기는 다음 장에서 다룰 거야)

좋은 탄수화물과 나쁜 탄수화물의 예

좋은 탄수화물	나쁜 탄수화물
과일류(껍질째 먹을수록 좋다) 채소류, 고구마, 감자, 현미밥, 콩류, 통밀 파스타, 통밀 빵, 통곡물 시리얼(뮤즐리), 오트밀	통밀을 사용하지 않은 면류, 빵류 흰쌀밥, 설탕(과당) 첨가 음료 단맛이 강한 시리얼

둘째, 적정량의 탄수화물을 먹어야 해. 탄수화물은 ①단백질 절약 작용도 하고 ②입 냄새도 예방하면서 ③체지방으로는 저장되지 않을 만큼만 먹어야 해.(그래서 대체 그 양이 얼마냐고!)

하루 세끼를 다 밥으로 먹는다면 한 끼 기준으로 여자는 2/3공기 이하, 남자는 한 공기 이하로 먹도록 하자.(나머지는 다른 반찬이나

간식 등을 통해 채워지게 되어 있어)

집마다 밥공기 크기가 다 다르니 한 공기의 기준을 정해 줄게. 밥 한 공기의 정확한 양은 마트에서 파는 인스턴트 밥 200그램짜리라고 생각하면 돼. 감이 안 온다면 한번 사서 먹어 봐. 아마 생각보다 양이 적어서 놀랄 거야.

간식으로는 빵이나 과자보다는 부피 대비 탄수화물 함량이 낮고 GI 지수가 낮은 과일이나 채소류를 추천해.

그리고 알게 모르게 탄수화물을 과다 섭취하게 되는 곳이 있는데 여기를 피해 보도록 하자. 바로 분식집! 떡볶이에는 떡과 설탕이 가득하고, 순대에도 당면전분이 가득하고, 튀김들 중 몇몇은 그야말로 '탄수화물' 튀김이거든.

그래, 나도 미안하게 생각하고 있어. 떡볶이는 건드리면 안 되는 건데…….

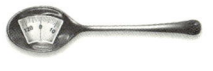

달달한 것, 조금만 먹으면 안 돼요?

다이어트 중에도 초콜릿, 탄산음료, 아이스크림 등 단 음식과는 절대로 못 떨어지는 사람들을 많이 봤어. 그런 사람들의 공통점이 꼭 조심스럽게 '조금은 먹어도 되죠?'라고 물어본다는 거야.

그런데 나로서는 된다고 대답해 버리면 왠지 우르르 먹어 버릴까 봐 걱정돼. 뿌리치기 어려운 단것의 유혹, 어떡하면 좋을까?

달달한 음식은 순간적으로 사람의 기분을 좋게 만들어. 나도 이런저런 일들로 스트레스를 받고 있을 때 마침 친구가 아이스크림을 사 줘서 먹은 적이 있어. 굉장히 우울한 날이었는데 한입 먹자마자 행복한 미소를 짓고 있는 나를 발견했지. 갑자기 세상은 살 만한 곳이 되었고 내가 걱정하던 일들은 샘솟는 긍정의 힘으로 극복할 수 있게 되었어.(아이스크림은 정말 대단하다) 그때 단것에 중독된 사람들의 마음을 깊이 이해했지.

하지만 문제는 이런 달달한 음식들이 다이어트에 도움이 될 리가 없다는 거야. 다이어트를 하는 동안만이라도 멀리하고 싶은데 끊자니 욕구 불만인 사람처럼 예민해지고, 먹자니 다이어트를 망치는 기분이 들고, 결국 먹어도 짜증 나고 안 먹으면 더 짜증 나.

솔직히 말하면 초콜릿 한두 조각이 다이어트를 망치지는 않거든. 그러니까 많은 분들이 '조금은 괜찮죠?'라고 물어보는 걸 거야. 그래서 진짜로 괜찮냐고? 음…… 글쎄, 슬프지만 내가 추천하는 것은 최대한 안 먹도록 노력해 보는 거야.(미안합니다)

자, 인내심을 가지고 잘 들어 봐. 내가 이렇게 말하는 데는 두 가지 이유가 있어. 첫 번째는 한번 손대면 멈출 수 없을까 봐 걱정되기 때문이고, 두 번째는 고당분 식품은 허기를 달래는 데 사실상 도움이 되지 않기 때문이야. 오히려 2차 식욕을 유발하지.

당도가 높아서 달달한 음식들은 일반적으로 몸에서 빠르게 흡수되고 빠르게 혈당을 올려 줘. 이것을 수치화한 것이 GI라 불리는 혈당 지수야. 탄수화물이 똑같이 100그램씩 들어 있다고 해도 GI가 높은 식품일수록 빠르게 혈당을 올려 주고 낮은 식품일수록 천천히 올려 주지.

탄수화물 보충이 급한 운동선수들이야 혈당 지수가 높은 식품이 도움이 되지만, 살을 빼고 싶은 일반인들에게 혈당 지수가 높은 식품은 피해야 할 적이야. 그럼 혈당 지수가 높은 식품을 먹었을 때 우리의 몸이 어떻게 반응하는지 살펴볼까.

혈당 지수가 높은 음식을 먹었을 때 우리 몸의 반응

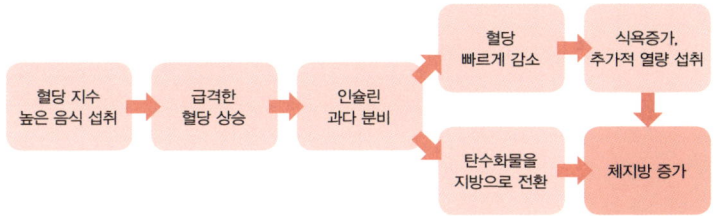

결국, 이렇게 체지방 증가로 귀결되는 인체 시스템 때문에 단것은 다이어트에 방해될 수밖에 없어. 나의 경우, 이런 식욕 유발 메커니즘을 절절히 경험하게 된 계기가 옥수수로 만든 시리얼 '콘플레이크'야. 콘플레이크를 저지방 우유에 말아서 배부르게 먹은 뒤 한 시간 뒤면 꼭 밥 생각이 나더라. 그러다 결국 김치찌개에 밥 비벼 먹은 날이 한두 번이 아니었어.

그런데 여기서 '나는 식욕이 증가해도 잘 참을 수 있을 것 같다'고 생각하는 사람들이 있을지도 몰라. 그래, 의지에 따라 그것이 가능한 사람도 있어. 하지만 식욕이 올라왔을 때 억지로 꾸역꾸역

누르려면 너무 괴롭잖아. 그래서 우리의 다이어트가 항상 고된 거고. 그러니 몸의 욕구와 머리의 이성이 격돌하는 상황은 가능한 피해 보자. 그래야 쉽게 포기하지 않고 끝까지 할 수 있을 테니까.

앞에서 이야기했지만 혈당 지수가 높은 식품에는 단맛이 나는 설탕이나(액상)과당이 들어간 음식뿐만 아니라 정제, 가공된 곡물 등도 포함돼. 예를 들면 흰쌀밥, 밀가루 음식, 시리얼 등인데 달달하지 않아도 혈당 지수는 높지.

만약 단것이 너무 당겨서 아무런 일도 손에 잡히지 않는다면 그냥 먹어도 좋아. 지금에 와서 웬 딴소리냐고? 먹지 못하는 고통으로 인해 스트레스가 쌓이면 '폭식'이라는 더 큰 문제를 유발할 수 있거든.

단, 먹기 전에 꼭 얼마만큼 먹을 것인지 미리 정하고 양을 조절해 보길 바라.(이것은 선택이 아니라 필수)

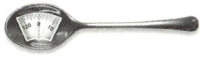

나는 저염식이 싫어요!

다이어트를 시작하면 꼭 듣게 되는 말이 있어.

"짜게 먹지 마세요."

왜 그럴까? 정말로 저염식이 다이어트에 도움이 돼서 그러는 것일까? 짜게 먹지 말라는 말은 수도 없이 들었지만, 맛없는 저염식을 왜 해야 하는지 그 이유를 모르겠다면 이번 장이 도움될 거야.

기본적으로 저염식 하면 우리 머릿속에 떠오르는 것들이 있어.

'인스턴트식품 안 먹기'

'조미료 적게 넣기'

'외식하지 않기'

'국물 먹지 않기'

'김치 헹궈 먹기'

그 밖에 여러 가지가 있지. 생각만 해도 몸속의 염분이 쏙쏙 빠져나가는 듯한 기분이 들어. 그렇다면 본격적으로 저염식이 괴로운 만큼 효과도 뛰어난지 허와 실을 풀어 보자!

바나나, 고구마, 토마토, 삶은 닭 가슴살 등 이런 날raw 음식에 가까운 것들은 나트륨 함량이 적어. 이런 종류의 식품으로만 식사를 하다 보면 자연스럽게 저염식이 완성되는데 이렇게 일주일만 먹어도 체중은 반드시 줄어들게 돼 있어. 대표적인 것이 덴마크 다이어트지. 그런데 여기서 정확히 짚고 넘어가야 할 것은 단시간에 빠져버린 것은 체지방이 아니라 대부분이 '수분'이라는 거야.

라면처럼 짠 음식을 먹은 다음 날 퉁퉁 부은 경험이 다들 있을 거야. 짠맛을 내는 나트륨이 수분을 잡아 두어 이런 참사가 발생하지. 몸에 나트륨이 많으면 수분이 많아지고, 나트륨이 적으면 수분을 붙잡아 둘 힘이 없어서 배출되고 말아. 그러다 보니 자연스럽게 살이 빠져 보이는 효과가 나타나게 돼.

문제는 평생을 가공이나 조리 과정을 거치지 않은 날 음식만 먹는다면 몸무게가 유지되겠지만, 보통은 다시 일반식으로 돌아오게 되고 동시에 집 나간 수분도 빠르게 돌아오지. 그렇게 되면 무슨 일이 일어나겠어? 저염식을 중단하는 순간부터 우리 몸은 마치 물 먹는 하마인 양 수분을 빨아들이게 되는 거지. 그 결과 요요가 너무 빨리 왔다고 느끼게 되고 '다이어트는 다 부질 없다'는 결론에 이르게 돼.(용기를 내자. 그건 수분이었어!)

게다가 나트륨은 생명 유지에 꼭 필요한 영양소라서 너무 먹지 않으려고 애써서도 안 돼. 성인의 나트륨 충분 섭취량*은 1.5그램인데, 소금을 넣지 않은 자연식품으로만 식사를 하게 될 경우 대략 0.5그램 정도만 섭취하게 된대. 실제로 많이 부족한 양이지.

1.5그램은 충분 섭취량이니 그것을 애써 다 채워 먹지는 않더라도 1그램 정도는 먹어 줘야 한다고 생각해. 나트륨 섭취량이 미달된 상태가 장기간 지속되면 무력감, 구토, 어지러움, 경련 등의 증상이 생길 수 있거든. 건강해지려다 도리어 병을 얻게 될 수도 있어. 그러니 음식에 어느 정도의 간은 해 줘야 해.

그러면 다이어트를 위해 굳이 저염식을 할 필요는 없는 것일까?

No! 그렇지는 않아. 적당한 수준의 저염식은 도움이 돼.(적당히는 언제나 옳다) 한양대학교에서 발표한 연구 결과**에 따르면 나트륨 섭취가 많은 상위 10퍼센트의 사람이 나트륨 섭취가 2그램 미만인 경우에 비하여 남자는 2배, 여자는 1.5배만큼 비만일 확률이 높았대.

---

* 이 정도면 웬만한 사람에게는 '충분하다'라고 할 수 있는 양. 인구의 97~98퍼센트의 필요량을 충족하는 양으로 설정된다.

** 한양대학교 산학협력단, 〈나트륨 과잉 섭취와 비만과의 상관성 연구〉, 2014년

거기다 짜게 먹는 사람들이 대사 증후군*** 위험도와 인슐린 저항성****이 높았대. 대사 증후군은 복부 비만을 유도하고 인슐린 저항성은 세포들의 에너지 사용 효율을 떨어뜨리지. 뱃살 부자가 되고 싶다면 지금 당장 고염분식을 하자!

이 연구에서 주목할 만한 것이 한 가지 더 있어. 두 달 동안 이들에게 저염식을 하도록 중재했더니 그 결과 짠맛에 대한 인지도가 바뀌었대. 혀가 짠맛에 민감해져서 덜 짜게 먹어도 만족하게 되었다는 거지. 한마디로 입맛이 바뀐 거야.

결과적으로 나중에는 나트륨 섭취량과 총 칼로리 섭취량이 꾸준히 감소하는 효과까지 있었다고 해. 세상에! 저염식을 했을 뿐인데 총 칼로리 섭취량까지 줄었다니. 이 정도면 누가 뜯어 말려도 해야 하지 않겠어?

그러면 저염식은 어떻게 해야 할까? 하루 최소 1그램에서 최대 1.5그램 정도를 추천하는데 매번 뭔가를 사 먹을 때마다 나트륨 함량을 들여다보고 있기는 너무 귀찮잖아. 그러라고 하면 아무도 안 할 것이고. 그러니 숫자에 연연하기보다는 큼직큼직한 규칙을 알려 줄게.

*** 몸의 대사 활동이 원활하지 않은 상태로 당뇨병, 고혈압, 고지혈증, 복부 비만 등 성인병과 관련이 깊다.
**** 인슐린이 제 기능을 하지 못하는 상태. 세포로 포도당이 원활하게 유입되지 못하기 때문에 신진대사율도 떨어지고 혈당 수치는 높아진다.

저염식이 쉬워지는 습관

첫째, 외식을 최대한 줄이자! 식단을 짜 주다 보면 외식 메뉴들을 종종 추천하기도 해. 회원님들의 편의를 위해서 어쩔 수 없이 그렇게 하는데, 그럴 때 내가 가장 고민한 부분이 나트륨 함량이었어. 뭘 갖다 붙여도 외식 메뉴는 나트륨 함량이 너무 높았으니까!

우리가 흔히 접하는 김밥, 햄버거, 백반 등 웬만한 외식 메뉴의 나트륨 함량은 0.5그램을 쉽게 넘겨. 심한 경우 한 끼만으로 하루 충분 섭취량인 1.5그램을 완벽하게 충족시키는 것들도 있으니까.

둘째, 육가공품 소시지, 훈연 제품과 인스턴트식품은 최대한 피하자! 보통 김치에 나트륨이 많을 것이라고 예상하는데, 김치에는 100그램당 0.2~0.4그램정도의 나트륨이 들어 있어. 반면 소시지에는 100그램당 0.8~1그램 정도가 들어 있지. 소시지 몇 개 주워 먹으면 무염식을 해야 할 판이지.

그러니 최대한 피해 보고, 도저히 그럴 수 없다면 끓는 물에 한 번 데쳐 먹는 것을 추천해. 데친 후에 팬 위에서 노릇하게 구워 주면 염분은 줄어들고 바삭한 식감은 살릴 수 있어 맛도 좋을 거야. 데치는 과정에서 나트륨뿐 아니라 보존제 등 다른 화학 물질도 없앨 수 있으니 일석이조야.

셋째, 국이나 찌개의 국물을 멀리해 보자! 인스턴트식품이자 국물 요리의 대표 선수인 라면을 예로 들어 보자. 라면 봉지 뒤에 있는 영양 성분표를 본 적 있어? 그러면 알 거야. 라면 한 봉지의 나트륨 함량이 얼마나 되는지. 라면 한 봉지에 들어 있는 나트륨은 하루 권장 섭취량의 95퍼센트나 돼.(놀랍지 않아?)

그런데 이 95퍼센트는 국물까지 탈탈 털어 먹었을 때의 양이고, 국물을 먹지 않는다면 꽤 많은 양의 나트륨을 줄일 수 있어. 예상하건대 절반 정도는 줄어들게 될 거야. 다른 국물 요리도 마찬가지고. 그러니 앞으로 국물 요리를 먹을 때는 국물에 밥 말아 후루룩 먹지 말고 건더기 위주로 먹어 보자!

저염식은 생각보다 쉽게 적응할 수 있어. 고통 속에서 평생을 밍밍하게 먹어야 한다는 편견은 버려도 좋아. 그러니 지금 당장 저염식을 시작해 보자. 다이어트도 다이어트지만 저염식으로 건강을 되찾을 수도 있으니까. 건강 적금을 든다 생각하고 하루하루 습관을 들이다 보면 어느 순간 건강과 아름다움 모두 손에 넣게 될 거야.

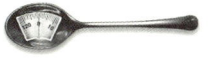

수고한 나를 위해 일주일에 한번은 마음껏 먹겠어!

한 주간 열심히 일하고 나면 주말에 쉬고 싶은 것처럼, 다이어트 중에도 주말의 한 끼 정도는 먹고 싶은 것을 먹어야 할 것 같다. 수고한 자신을 위로할 겸, 남은 여정을 위해 에너지를 충전할 겸. 하지만 그 한 끼도 그다지 마음이 편하지만은 않다. 어쩌다 한번 매력적인 음식과 외도하는 날, 치트 데이 Cheat day, 정말 괜찮을까?

결론부터 말하면 미안, 전혀 괜찮지 않아. 치트 데이를 즐기던 사람들을 지켜본 결과 전혀 괜찮지 않았어. 물론, '다이어트를 안 하는 것만 못해' 이런 정도는 아니야. 하지만 치트 데이를 허락했던 회원님들의 경우 체지방 감량 속도가 기대치에 비해 너무 더뎠어. 여기서 요점은 '치트 데이 없이 쭉 열심히 하는 것이 당연히 더 잘 빠지겠지' 정도의 단순한 이야기가 아니라는 것.

예를 들어 볼게. 만약 10일 동안 정석대로 식이 조절을 한 사람이 10킬로그램이 빠진다면, 9일 잘하고 단 하루만 원 없이 먹고 싶은 거 먹은 사람은 3킬로그램 정도만 빠져. 이건 너무 손해잖아. 계산기를 두들겨 보면 9킬로그램이 빠져야 맞거든. 하다못해 7킬로그램, 아니 5킬로그램이라도.

처음에는 이 사람들의 체중 감량 속도가 더딘 것을 치트 데이 때문이라고 생각하지 않았어. 그저 '정체기인가 보다', '체질이 그런가 보다', '나 몰래 뭘 더 먹었나 보다' 이렇게만 생각했지. 그러다 이분들이 치트 데이 없이 가기 시작했을 때 이전과는 확실히 달라졌음을 느꼈어. 반대로 숱한 유혹을 뿌리치며 잘 가던 분들이 주말에 단 하루, 단 한 끼 방황하기 시작하면 정체기 비슷한 것이 오더라고.

왜 이런 결과가 나오는 것일까. 가장 유력한 가설은 이거야. 인간의 몸은 오래 유지해 왔던 체중으로 돌아가려는 습성이 있어. 그것을 안정적인 상태라고 인식하는 거지.(누구도 원치 않는 인체의 신비지) 그래서 단기간에 빠진 체중 1~2킬로그램은 언제든 다시 올라올 수 있어.

만약 이럴 때 고열량의 음식을 섭취해 버리면 들어오는 모든 것들을 쫙쫙 흡수해 버려.(굉장히 효율적으로) 본연의 모습으로 돌아가겠다는 거지. 그러니 치트 데이를 대놓고 추천하기에는 내 마음이 소심해질 수밖에 없달까. 어쨌든 많은 사람들이 빠른 변화를 원하니까.

하지만 치트 데이가 주는 정신적인 효과는 대단해. 인정! 풀떼기를 뜯으면서도 치맥이 기다린다는 희망으로 일주일을 버티게 되니까. 그래서 나는 치트 데이를 그만두라고 강요하고 싶지는 않아. 하지만 몇 가지 체크해야 할 것은 있어.

치트 데이 주의 사항

첫째, 너무 극단적인 식단을 선택한 것은 아닌지 점검해 봐. 마약 같은 그 하루(치트 데이)가 없으면 단 하루도 살 수 없는 우울한 날들을 보낸 것은 아닌지 살펴봐.

극단적인 식단은 스트레스를 누적시킬 뿐 아니라 결과적으로는 치트 데이에 지나치게 의존하게 만들어. 최악의 시나리오는 다이어트가 끝난 뒤 매일매일을 치트 데이처럼 살게 될 수도 있어.(남의 일이라고 생각하지 마. 의외로 많거든)

둘째, 치트 데이를 핑계로 과식 혹은 과음하는 것은 아닌지 생각해 봐. 지난날을 생각하면 무척 힘들었겠지만 그 분풀이를 본인에게 하는 것은 옳지 않아. 사실 바보 같은 일이지. 생각해 봐. 그렇게 주말마다 한풀이를 해서 망칠 거라면 지난 6일 동안 왜 그 고생을 했니.

만약 주말에 삼겹살을 먹는 약속을 잡았다면, 그래 먹어. 대신 한 주간 쪼그라들었던 위 용량을 생각해 배부르다는 신호가 오면 즉시 수저를 내려놓아야 해. 이상한 보상 심리가 발동해서 한 주간 잘 쭈그러뜨린 위장을 다시 늘릴 필요는 없으니까.

 이 두 가지만 잘 지킨다면 치트 데이도 나쁘지 않아. 정신 건강에는 오히려 이롭지.

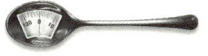

술만 먹을게요, 안주 빼고

사회생활을 하면서 술자리를 피하기란 쉽지 않지. 그런데 그거 알아? 술에 들어 있는 알코올은 3대 영양소와 다르게 많이 마셔도 체지방으로 축적되지 않는 사실! 그래서인지 안주 빼고 술만 먹겠다고 하시는 분들이 종종 있어. 과연 술만 먹는다고 해서 안심할 수 있을까?

당신이 애주가라면 이번 장은 아직 읽은 것도 없는데 어쩐지 기분이 언짢고 불안할 거야. 다 읽지는 않았지만, 느낌이 딱! 술 마시지 말라고 할 것 같거든.(하하하! 촉이 좋군) 그렇다고 해도 이번 장의 마지막 줄까지 함께해 줘. 오늘도 내일도 계속해서 술을 사랑할지라도 알 것은 알고 가야지.

 3대 영양소인 탄수화물, 단백질, 지방은 많이 먹으면 체지방의 형태로 우리 몸에 정착하게 되어 있어. 그런데 알코올의 경우 몸에 들어와서 에너지원이 되기는 하지만, 많이 마셔도 몸에서 피와 살이 되지는 않아. 대부분 물과 이산화탄소로 분해돼 배출되고 일부는 호흡기, 소변, 땀을 통해 밖으로 나가지. 그런데도 왜 안주 싹 빼고 술만 마시는 것도 못 하게 하느냐. 바로 다음의 이유 때문이야.

다이어트 중 술을 마시면 안 되는 이유

 첫째, 알코올은 들어왔다 하면 무조건 가장 먼저 에너지원으로 쓰여. 우리 몸에서 가장 먼저 사용되는 영양소가 탄수화물인데 얘도 제치고 알코올이 가장 먼저 쓰인다는 거야. 그게 뭐가 문제냐고? 술을 마시지 않았으면 사용됐을 탄수화물이나 지방이 쓰이지 못하고 몸에 고스란히 남게 되는 것이 문제지.

 심지어 알코올은 1그램당 7칼로리를 내는 고에너지 물질이야. 탄수화물의 2배에 달하는 양이지. 그러니 이 무거운 놈이 사라질 때까지 다른 영양소들은 쓰이지도 못하고 방황하다가 나중에는 체지방으로 저장될 가능성이 높아져.

소주 한 병(360mL, 20도)에는 대략 57.6그램의 알코올이 들어 있으니 약 400칼로리 정도가 되겠네. 밥 한 공기 이상의 열량이지.(와우) 앞서 이야기한 칼로리 계산법의 문제점을 생각하면 아주 정확한 수치는 아니지만 다른 영양소가 불타 사라지는 것을 막는다는 사실만은 명확해.

둘째, 알코올은 근육 증가를 방해해. 그래서 술을 마시면 아무리 열심히 운동해도 효과를 보기가 어려워. 알코올 섭취량이 많아지면 근육을 자라게 하는 성장 호르몬의 수치가 떨어지고, 근육이 합성되는 과정에 방해를 받아. 또한 탈수 현상을 일으키면서 근육이 마르고, 소변을 통해 몸에 필요한 수용성 비타민들이 몸 밖으로 빠져나가게 돼.

전에 주 7일을 음주 가무를 즐기던 회원님이 계셨는데, 값비싼 1:1 운동 지도를 받아 가며 근력 운동을 아주 열심히 했지만 아무런 변화가 없었어.(정말 변화가 너무 없어서 깜짝 놀랄 정도였어) 지금 생각해 보니 밑 빠진 독에 열심히 시간과 돈을 부은 거였지.(슬프게도)

셋째, 알코올은 포만감을 느끼게 하는 호르몬인 렙틴Leptin의 분비를 저하시켜. 생각해 봐. 술자리에 있는 동안 뭔가를 끊임없이 주워 먹었던 기억, 한번쯤은 있을걸? 호르몬의 영향으로 아무리 먹어도 배부르지 않다고 느끼는 거야. 이때 술에 취해 이성을 잃는 것도 과식, 과음에 한몫하겠지. 술자리라는 것이 보통 2~3시간 혹은 그 이상으로 이어지잖아. 어떡할래? 그 긴 시간 동안 괜찮겠어?

다이어트 중 술자리 어떻게 하면 좋을까?

술자리를 피하거나 그 자리에서 혼자만 마시지 않기란 참 어려워. 그러니 '금주하세요'와 같은 처방은 너무도 비정하지. 하지만 조절이 필요한 것은 사실이야. 다음은 술자리에 관한 몇 가지 팁이야.

우선 가장 기본인 권장 음주량을 지켜야 해. 대한가정의학회에서 발표한 내용에 따르면 한국인은 일주일의 음주량으로 맥주 8캔 혹은 소주로는 2병을 넘기지 말아야 한다고 권고하고 있어.(성인 남성을 기준으로 한 값이니 여자의 경우 더 적게 마셔야겠지? 체구가 작을수록 알코올 분해 능력이 떨어지기도 하고, 하루 권장 섭취 열량도 여자가 더 적으니까)

그런데 이것은 어디까지나 다이어트를 하지 않는 일반인에게 해당하는 이야기이고 다이어트를 할 생각이라면 더욱 신경 쓸 필요가 있겠지. 그러니 다이어터는 나의 제안을 따라 줘!

다이어트 중의 권장 음주량

소주(20도) : 남 1병, 여 1/2병	맥주(5도) : 남 1,000cc, 여 500cc
와인(15도) : 남 350mL, 여 175mL(한 잔 175mL)	막걸리(6~8도) : 남 800mL, 여 400mL

이렇게 먹느니 차라리 먹지 않겠다고 생각하는 사람이 있을 거야. 그런데 난 '그렇게 생각하신다니 잘됐네요. 이참에 차라리 술 끊으세요'라고 하고 싶지는 않아. 평소 과음하고 있었다면 지금부터라도 조금씩 먹는 연습을 해 보자.(일부러 노력해서라도) 평생 술 안

마실 거 아니잖아. 다이어트 끝나고 나면 다시 폭주할 생각 말고 지금부터 적당히 마시는 훈련을 해 보자. 장기적으로 보면 반드시 더 큰 도움이 될 거야.

그리고 술 마신 다음 날 숙취 해소를 위해 해장국을 많이 찾을 텐데, 뜨끈한 국물이 당겨서 그렇지 실제로는 숙취 해소에 큰 도움이 안 돼.(다이어트에는 더 도움이 안 되고)

영양학적으로보면 숙취 해소에는 '과일과 채소'가 최고야. 손실된 수분 및 영양소를 보충해 주기에 적합하거든. 배, 감, 토마토, 매실차 등이 대표적이지. 속이 쓰리다면 매실차보다는 꿀물을 뜨뜻하게 타서 한잔 마셔 봐.

술 마신 다음 날 올라오는 식욕의 원인은 탈수에 의한 갈증도 한몫하니 음식을 먹기 전에 수분을 섭취하면 불필요한 열량 섭취를 막는 데 도움이 될 거야.

끝으로 굳이 참석하지 않아도 되는 술자리는 거절해 보는 용기를 가졌으면 해.(그래, 말은 쉽지 뭐) 술자리를 자주 즐기면서 다이어트에 성공할 수는 없어. 하나를 포기해야 하나를 얻을 수 있다는 것! 꼭 기억해 줘.

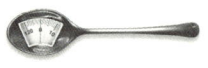

다이어트 보조제, 정말 괜찮아요?

다이어트에 관심이 있어서 조금만 검색을 해 보면 기다렸다는 듯 나타나는 홍보성 글들.

'체지방을 활활 불태워 주겠다!'

'먹어도 살로 안 가게 해 주겠다!'

'폭풍 식욕을 잠재워 주겠다!'

읽다 보면 이것은 마치 하늘에서 내려온 동아줄 같다는 생각이 들어. 그런데 정말 괜찮은 걸까?

종종 다이어트 보조제를 먹어도 괜찮은지 조심스레 물어보는 분들이 있어. 실제로 효과를 봤다는 후기도 있고, 보조제와 함께라면 왠지 다이어트가 쉬워질 것도 같고, 효과만 보장된다면 가격도 싼 것 같고 그래. 하지만 어딘가 모르게 인위적이라는 느낌과 확신하기 어려운 효과 때문에 불안한 것도 사실이야.

결론부터 이야기하면 '나쁘다' 혹은 '좋다'라고 딱 잘라 이야기할 수 없다는 것이 내 의견이야. 신뢰도 높은 기관에서 효과와 안정성을 입증한 것들도 있고 심각한 부작용을 겪게 하는 것들도 분명히 있거든. 그러니 다이어트 보조제로 사용되는 주된 성분들을 알아보고 어떤 장점과 위험 요소를 가지고 있는지 확인해 보는 것이 중요해.

다이어트 보조제 성분에는 여러 가지가 있는데 그중에서도 자주 출몰하는 애들로 다섯 가지만 살펴볼게. 그리고 실제 다이어터들의 경험이 담긴 생생 후기를 들려줄게.

주로 쓰이는 다이어트 보조제 성분의 효과 및 부작용

종류	효과	부작용
공액리놀레산 CLA, Conjugated Linoleic Acid : 반추 동물이 섭취하는 Linoleic Acid로부터 미생물에 의하여 합성되는 중간 대사산물	체지방 분해 및 축적을 막는 기능이 있다. 효과에 비해 부작용이 덜하다.	일부 사람들에게 두통, 생리 불순(호르몬 불균형), 구토 증상 등이 나타난 사례가 있다.

주로 쓰이는 다이어트 보조제 성분의 효과 및 부작용

종류	효과	부작용
가르시니아 Garcinia cambogia : 인도 남서부에서 자생하는 열대 식물인 가르시니아 캄보지아 열매껍질의 추출물로서 그 속의 Hydroxycitric acid(HCA)가 핵심 성분이다.	탄수화물이 과다 섭취되면 몸에서 체지방으로 바뀌어 저장되는데 이 과정을 막아 주는 역할을 한다.('먹어도 살 안 쪄요'라고 광고하는 보조제들에 들어 있을 가능성이 높다)	식약처에서 제공한 정보에 따르면 심각한 부작용은 발견되지 않았다고 하나 복용자의 체질이나 몸 상태에 따라서 알레르기, 피부 트러블 등이 발생했다고 한다.
식욕 억제제 : 중추 흥분성의 아드레날린 작용제 (암페타민, 메타암페타민) 혹은 우울증 치료 성분으로 알려진 세로토닌이 들어간 식욕 억제제도 있다.	복용하자마자 단시간 내에 밥 생각이 안 나는 놀라운 효과가 있다. 식사량 조절에 어려움을 겪고 있는 비만한 사람들에게 종종 처방된다.	불면증, 우울증, 두통, 손 떨림, 다뇨 등의 증상이 흔히 동반되며 굶는 다이어트를 유발하여 근육량 손실로 이어지기도 한다. 복용 중단 후에는 통제되지 않는 식욕 때문에 폭식으로 이어질 위험이 있다.
L-카르니틴 L-Carnitine : '비타민 B4'라는 별명도 있고 아미노산의 일종이라는 이야기도 있다. 동물성 식품에만 존재하고 지방 대사에 관여한다.	체지방이 분해되는 과정에 관여하기 때문에 체지방 분해가 활발한 시기(운동 중)에 복용하면 운동 효과를 높일 수 있다. 심혈관 계통 질병 예방에도 도움이 된다고 한다.	큰 부작용은 발견되지 않았으나, 제조사에 따라서는 10대에게는 권장하지 않고 있으며 체질에 따라 구토, 우울증, 초초감 등이 나타날 수 있다.
마황 : 종종 살 빠지는 한약에 들어가며 체중 감량 효과가 있는 '에페드린'이 핵심 성분이다.	신진대사를 높여 에너지 소모량을 늘리는 효과가 있다.	2004년 초 미국 식품의약국(FDA)에서 심장마비, 뇌졸중 사망과 관련 있는 의약품으로 규정하였고, 국내 식품의약품안전처에서도 건강 기능 식품에는 넣을 수 없고 의약품으로 규정하여 처방 시에 그 양을 규제하고 있다.

CLA, 가르시니아, L-카르니틴과 같이 위험성이 낮은 것들은 운동이나 식이 조절 없이는 큰 변화를 주지 못했어. 운동과 식이 조절을 병행했을 때는 눈에 띄는 변화가 있었지만, 그것이 운동과 식이 조절을 했기 때문인지 아니면 보조제 때문인지는 애매했다고 해. 확실한 효과가 아니라 적당한 수준에서의 변화였기에 그렇게 느끼는 것 같아.

부작용과 효과 모두 큰 성분들은 단기간에 효과를 보고 8년 이상 그 체중을 유지했다는 분도 있고, 어마어마한 요요를 겪었다는 분들도 있어. 부작용으로는 가볍게는 어지럼증부터 심하게는 기절(!)까지도 있었고.

실제로 다른 다이어터들은 어땠는지 궁금해서 네이버 포스트에서 다이어트 보조제 섭취 관련 설문 조사를 했더니 다음과 같은 결과가 나왔어.

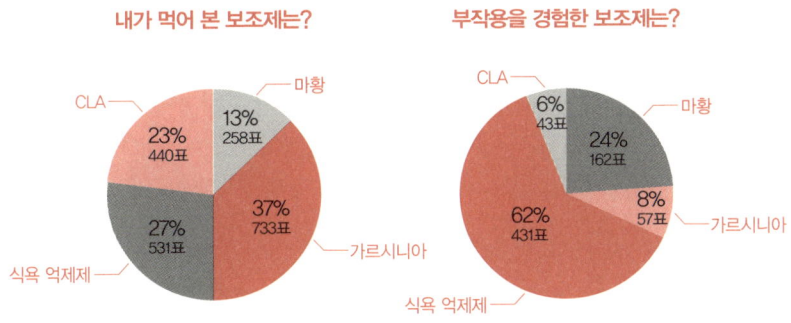

섭취해 본 사람의 수와 부작용을 겪은 사람의 수를 나눠서 부작용 확률을 계산해 볼 수 있었는데, 식욕억제제(81%), 마황(62%), CLA(9.7%), 가르시니아(7.7%) 순서로 위험도가 높다고 분석되었어. L-카르니틴의 경우 섭취자가 많지 않아서 자료에서는 제외했어.(부작용을 겪을 확률은 8.7%)

실은 나도 스무 살쯤 다이어트를 하면서 보조제와 손을 잡았던 적이 있는데 어지럼증과 불면증을 겪은 뒤로 '성격 나쁨'을 얻었어. 몸 상태가 메롱이니까 만사가 다 짜증 나더라고.(허허) 좋은 대인 관계를 위해서라도 두 번은 못 먹을 것 같아.

보조제를 절대 먹지 말라고 이야기하려던 것은 아닌데 자료들을 보니 조금 조심스러워지지 않아? 사실 부작용이 적으면서 효과가 입증된 보조제는 있지만 나는 그다지 추천하고 싶지 않아. 체질에 따라 어떤 부작용이 있을지 장담할 수 없고, 다른 것에 의지하기보다는 맨몸으로 부딪치는 것이 건강뿐 아니라 끈기와 자신감도 향상시켜 준다고 믿기 때문이야.

부딪쳐 보자! 맨몸으로! 롱 런Long-run 할 수 있는 정신력은 무엇보다 중요하니까!

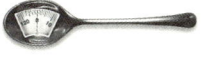

잠이
너무
부족해요

    수면 부족으로 골골대면서도 매일 빠지지 않고 운동하시는 분들이 있는데, 노력에 비해 큰 변화는 없어 보여. 어째? 자는 시간 쪼개 가며 운동하면 몸짱 될 것 같지? 미안하지만 잘 자지 않는 자, 몸짱은 꿈도 꾸지 말라!

    야근에 회식에 이미 늦어진 귀가 시간, 거기다 직장이나 학교가 멀기라도 하면 잘 수 있는 시간이 확 줄어들게 돼. 이런 이유로 적정 수면 시간을 지키기 어려운 사람들이 있지. 하지만 그들 중에는 피곤한 와중에도 건강을 위해서 이를 악물고 운동을 시작하는 사람들도 있다는 것! 대단한 의지력이지. 그런데 말이야, 참으로 슬프게도 수면 시간이 부족하면 노력한 만큼의 결과를 내기가 어려워.

내가 주로 상담했던 회원들은 대부분 직장인이었는데 7시간 이상의 수면이 확보된 직장인과 6시간 이하로 자는 직장인을 비교했을 때 운동 효과에서 큰 차이가 났어. 그리고 여기에 과학적인 근거가 있음을 발견했지.

일단 잠수면이란 '피로가 누적된 뇌의 활동을 주기적으로 회복하는 생리적인 의식 상실 상태'를 의미해. 그러니 잠을 잘 못 자면 당연히 뇌가 주관하는 생리 활동들이 영향을 받게 되겠지. 그중에서 우리가 주목해야 할 것은 뇌하수체에서 분비되는 성장 호르몬이야.

성장 호르몬은 청소년기 때나 분비되는 것 아니냐고? 역할이 조금 다르기는 하지만 성장 호르몬은 성인에게도 분비돼. 그리고 이 호르몬은 우리가 원하고 원하는 두 가지 핵심적인 역할을 하지. 바로 '근육 합성'과 '체지방 분해'야. 이 호르몬이 자기 역할만 잘해 준다면 누구나 건강미 있는 몸을 가질 수 있지.

그런데 이 호르몬은 수면을 유도하는 호르몬인 멜라토닌*의 영향으로 주로 밤에 분비되거든. 그러니 수면 시간이 부족하거나 깊

---

* 송과선에서 생성, 분비되는 호르몬으로 밤과 낮의 길이나 계절에 따른 일조 시간의 변화 등과 같은 광주기를 감지하여 생체 리듬에 관여한다. 멜라토닌 분비가 원활하지 않은 경우 불면증을 겪기도 한다.

은 잠들지 못하면 운동을 아무리 열심히 해도 근육 성장이나 체지방 분해 효율이 떨어질 수밖에 없어.

이런 현상에 대해 나에게 귀가 닳도록 이야기해 주신 분이 계셔. 같이 일하는 트레이너 선생님인데 이분은 근육질 몸매를 유지하기 위해서 아무리 바빠도 하루 7시간은 자려고 노력하신대. 한창때 밤늦게까지 일하고 놀다가 아무리 운동해도 몸이 좋아지지 않자 잠의 중요성을 깨달은 거야. 지금도 관리하는 회원들에게 '그러니 잠을 잘 주무셨어야죠!'라고 호통치는 소리가 간간이 들려.

또한 수면이 부족하면 성장 호르몬에 이어 2차적인 문제가 발생해. 충분히 자지 못하면 다음 날 세로토닌(Serotonin)과 도파민(Dopamine) 수치가 떨어지거든. 이 두 호르몬은 행복감을 느끼는 것과 관련이 있어서 수치가 떨어지면 다이어트에 큰 방해가 돼. 우리는 행복하지 않으면 먹기 때문이지! 다음 날 가라앉은 기분 탓에 정처 없이 음식을 찾아 헤맬지도 모른다고. 나 역시 잠을 설친 날이면 괜스레 짜증이 나고 배가 고프지 않아도 먹을 것을 찾게 되더라고.

어때? 지금이라도 침대에 몸을 던져 일찍 자야 할 것 같지? 늦은 밤까지 의미 없이 두드리던 스마트폰은 일찌감치 내려놓고 일찍, 푹 자도록 노력해 보자. 자느라 의식이 상실된 상태마저도 다이어트에 투자하는 것으로 생각하면 행복하게 잠들 수 있을 거야.

숙면으로 몸짱 되기

1. 최소 6시간의 수면 시간을 확보해 줘
: 수면의 깊이만큼 수면 시간도 중요해.

2. 늦은 저녁에 마시는 술은 가급적 피하자
: 술이 잠을 부르는 것 같지만, 실은 깊은 수면에는 방해된다고 해. 잠드는 게 아니라 마취되는 것에 가깝지.

3. 잠들기 최소 2시간 전에는 음식물 섭취를 피해 줘
: 소화 과정에서 열이 발생하면 수면을 방해할 수도 있고 역류성 식도염을 유발할 수도 있어.

4. 늦은 저녁 운동은 중강도로만!
: 고강도 운동은 수면의 질을 떨어뜨릴 뿐 아니라 그로 인해 성장 호르몬 수치도 급격히 떨어지게 돼.

5. 취침 시간과 기상 시간을 일정하게 맞춰 줘
: 생체 리듬에 혼란이 없어야 빨리 잠들고 개운하게 깰 수 있어.

6. 자기 전에는 스마트폰, 컴퓨터, 텔레비전 등의 사용을 자제하자
: 잠들지 못하게 하는 것은 물론이고 전자파의 영향으로 수면의 질이 떨어질 수 있어.

7. 정말 잠이 오지 않을 때는 지루한 무언가를 해 보자
: 평소에 '이것만 하면 참을 수 없이 졸리다'라고 생각한 것이 있을 거야. (예를 들면 공부 같은 것들)

8. 따뜻한 캐모마일 차를 한잔 마셔 봐
: 캐모마일은 몸을 따뜻하게 해 주고 긴장을 풀어 주는 효과가 있어서 숙면에 도움을 준다고 해.

** 조근종, 임인수, 김진항, 〈과도한 운동과 수면 박탈이 운동 수행력과 수면 중 뇌파 및 스트레스 호르몬 변화에 미치는 영향〉, 2000년

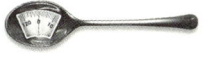

삼시 세끼, 규칙적인 식사를 꼭 해야 하나요?

'간헐적 단식', '1일 1식' 등 삼시 세끼 규칙을 깬 다이어트 방법들이 한때 성행했었지. 그리고 그때, 하루에 꼭 세끼를 먹어야 한다는 논리는 지탄받았어. 이런 일들이 있기 전에도 하루에 세끼를 꼬박꼬박 챙겨 먹어야 하느냐는 질문은 오랫동안 존재해 왔었고, 그렇다면 어떤 것이 진실일까? 규칙적인 세끼 식사, 정말 중요할까?

2013년, 다이어터들의 가슴을 강타했던 '간헐적 단식'. 일주일에 한두 번 이상 16~24시간 단식을 통해 공복 상태를 유지하는 방법인데 그를 위해서 간헐적으로 하루에 한 끼 혹은 두 끼만 먹는 방법이야. 당시 전파를 타고 나온 방송에서는 공복 시간만 잘 지키면 삼겹살을 먹고 술을 마셔도 살이 빠진다는 메시지를 던지고 있었어. 나는 그 영상을 보고 무릎을 탁 치며 '바로 저거다' 하고 생각했지.

그 후 나는 회원님들을 상대로 간헐적 단식 5주 프로그램을 짜서 진행했어. 방송에서 나오는 대로 '삼겹살도 먹고 술도 드세요'라고 하기에 나는 걱정도 많고 소심해서 아침, 점심을 먹을 때는 먹고 싶은 것을 편하게 먹되, 저녁 메뉴에는 종류 선택과 먹는 양에 제약을 두었어. 피트니스 센터니까 당연히 운동도 시켰고. 결과는 어땠을까?

운동을 시작한 지 수개월이 지났음에도 몸무게에 변화가 없던 한 아주머니는 체지방으로만 한 달에 4.4킬로그램을 감량했고, 그 외 참가자들 모두 양은 달랐지만 체지방 감소 결과를 얻었어. 그래, 좋았었지. 적어도 그때까지는.

문제는 간헐적 단식 프로그램이 끝나고 본래 자기 식습관으로 돌아간 후였어. 돌아가니 몸무게가 다시 늘더라는 거지. 자축하며 프로그램을 마쳤는데 1주일 뒤, 2주일 뒤에 참가자들이 찾아와서는 몸무게가 다시 늘고 있다는 비극적인 소식을 하나둘 털어놓기 시작했어. 그때 나는 결심했어. 규칙적이지 않은 식사를 이용한 다이어트는 평생 시킬 것이 아니라면 추천하지 않기로!

그런데 간헐적 단식이나 1일 1식을 어쩔 수 없이 하고 계신 분들이 있어. 본인의 의지와는 상관없이 말이야. 밥 먹을 시간이 없을 만큼 바쁘거나 밥 먹기 귀찮은 경우가 그렇지. 이런 분들은 보통 아침, 점심은 거르거나 대충 때우다가 저녁때 몰아 먹는 습성이 있어. 그리고 꼭 이렇게 묻지. '삼시 세끼를 규칙적으로 꼭 챙겨 먹어야 하나요?'.

결론부터 이야기하면 나는 규칙적으로 세끼 식사를 다 할 것을 권장해.(역시 그럴 것 같았지?) 나도 처음에는 굳이 정해진 시간에 세 끼를 다 챙겨 먹어야 하는지 의문이었어. 하지만 식사 시간이 불규칙한 사람일수록 폭식증이 나타날 확률이 높았고, 위장 장애를 흔하게 겪었으며, 고열량 식품을 선택하는 빈도가 높은 것을 발견한 뒤로 그런 의문은 넣어 두었어.

실제로 이와 관련된 연구도 있었는데 식습관이 불규칙할수록 혈중 콜레스테롤 수치가 높았고, 하루 두 끼만 먹는 식사 습관을 가진 사람들은 저녁에 과식으로 이어지기 쉽다고 했어. 공복이 길어지는 것이 습관이 될수록 기초 대사량이 낮아지고 대사가 에너지를 저장하는 쪽으로 진행되어 비만이 되기 쉽다고 해.*

내가 본 사례도 하나 덧붙여 이야기해 줄게. 체지방을 감량하고 싶다면서 20대 초반의 한 남성분이 나를 찾아왔어. 그런데 이분은

---

* Seong Yong Cho, 〈The Relationship of Obesity and Lifestyle to Health Status among Korean Men in the Health Screen Examinees〉, 2010

밥 먹는 것을 굉장히 귀찮아했어. 내 상식으로는 도저히 이해가 안 될 정도였는데 마치 음식이 주는 기쁨을 한 번도 경험해 보지 못한 사람 같았어.

이분은 주로 하루에 한 끼만 먹었는데 그것마저도 거를 때가 많았어. 먹게 되더라도 햄버거, 라면, 치킨과 맥주 등의 고열량 식품 위주였어. 하지만 그 고열량 식품도 절대 1인분 이상은 먹지 않았지. 하루 섭취 열량을 따져 보면 웬만한 성인 남자의 한 끼 식사가 될까 말까 한 수준이었지.(그래 난 아직도 믿을 수가 없어)

그런데 놀라운 것은 앞서 이야기했듯이 그가 '체지방 감량'을 하기 위해 나를 찾아왔다는 거야. 이 사람의 식사 패턴을 이해하는 것도 어려웠지만, 체지방을 감량해야 할 몸이 되었다는 것은 이해하기가 더 어려웠어.

그날 나는 상담한 내용을 토대로 규칙적인 식사에 대해 조언해 드렸어. 그런데 잘 지켜지지 않더라고. 그러더니 문제가 발생했지. 과음하고 난 다음 날 심각한 위통을 느낀 거야. 그때 이후로 정신이 번쩍 들었는지 술을 끊고 규칙적인 식사를 하기 위해 노력하더라고. 그리고 감사하게도 얼마 후에는 천천히 살이 빠지고 있다는 이야기를 들었지.

어쩌면 식습관은 이렇게 치명타를 입기 전까지는 잘 개선되지 않는 것인지도 몰라. 하루에도 세 번이나 신경을 써야 하잖아.(귀찮게 말이야)

진짜 다이어트

분명한 것은 불규칙한 식사는 살이 찌는 것과 강한 연결 고리가 있다는 것이지. 그러니 일정한 식사 시간을 정해 보고 그 시간을 지키도록 노력해 보자. 매일매일 스케줄이 뒤죽박죽이라 무리라고 생각될 때는 제대로 된 식사가 아니어도 좋으니 편의점에서 에너지바라도 하나 사 먹도록 하자.(그 정도는 기억만 한다면 가능할 거야)

어쨌든 이번 장은 '좀 (잘 챙겨) 드세요'라고 말했으니 덜 부담스러웠으리라고 생각하며, Good Luck! 건강하게 날씬해지길 빌게.

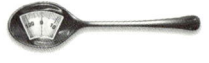

식욕 조절, 나만 이렇게 안 되나요?

내 안의 또 다른 인격 '식욕'.
의지만 좀 더 강했더라도 식욕과의 싸움에서 이길 수 있었을 거라고 생각해? 천만에, 번지수가 틀렸어. 식욕 조절은 의지의 문제가 아니라 호르몬 조절의 문제거든. 이번 장에서는 당신을 배고프게 하는 호르몬을 알아보고 식욕 조절의 마스터키를 쥐어 보자!

의지의 문제라고만 생각했던 식욕 조절이 실은 내 몸에 흐르는 호르몬 때문이었다면? 그 호르몬들을 조절하는 몇 가지 방법만 알아도 식욕과의 싸움에서 쉽게 이길 수 있을 거야. 피 말리는 내적

갈등 없이 자연스럽게 음식 조절을 할 수 있게 된다는 거지.

식욕은 선천적인 것과도 관련이 있지만 나의 몸 상태, 감정 상태, 주변 환경 등에 두루두루 영향을 받아. 그리고 그것은 몸속에서 호르몬이라는 정보로 바뀌어서 식욕을 느끼게도 하고 억제하기도 하지. 사실 넓게 보면 식욕은 생존과 직결되는 필수적인 반응이야. 하지만 다이어트 중이라면 식욕을 다스릴 필요가 있으니 지금부터 이 녀석에 대해 알아보자.

이번 장에서는 식욕을 촉진 혹은 억제하는 호르몬이 무엇인지, 그 호르몬들을 통제하는 방법에는 어떤 것이 있는지 알아볼 거야.

먼저 식욕을 촉진하는 호르몬부터 보자. 대표적인 것으로 세 가지만 소개할게.

배고픔을 느끼게 하는 호르몬

- 뉴로펩티드NPY, Neuropeptide Y : 뇌하수체에서 분비되며 신진대사를 떨어뜨려서 에너지 소모량을 줄이고 식욕을 증가시켜. 몸에 에너지(체지방)를 비축하고 싶을 때 나오는 호르몬이라고 생각하면 돼.

대부분의 식욕 촉진 호르몬이나 신경 반응들이 결과적으로 NPY 분비를 유도하기 때문에 NPY는 식욕을 느끼도록 하는 일련의 반응에서 가장 마지막 주자라고 봐도 좋아.

- 그렐린Ghrelin : 위장에서 공복일 때 분비되며 NPY 분비를 촉진

해. 한 시간에 한두 번씩 분비되면서 지속적으로 식욕을 자극한다고 해. 그러니 우리는 이 호르몬 때문에라도 계속해서 음식 생각이 날 수밖에 없어.

그렐린과 관련된 한 가지 실험*을 보면 그렐린 주사를 맞은 실험자들이 주사를 맞지 않은 실험자들보다 뷔페에서 28퍼센트나 더 많은 음식물을 섭취했다고 해. 그렐린의 파워를 단적으로 알 수 있는 실험이지.

- **코티솔**Cortisol : 부신피질에서 분비되며 스트레스에 대항하는 호르몬이라 일명 '스트레스 호르몬'으로 잘 알려져 있어. 스트레스를 받을 때 몸을 긴장시키고 신진대사를 높이기 때문에 다이어트에 도움이 될 것 같지만, 만성 스트레스로 인해 장기적으로 높은 수치가 유지되면 식욕을 증가시키고 살이 찌게 해. 그러니 만성 스트레스에 시달리는 현대인에게는 비만을 유도하는 호르몬이 돼 버렸지.

다음은 포만감을 느끼게 해서 식욕을 억제해 주는 대표적인 호르몬 세 가지를 소개할게.

---

* 영국 임페리얼 칼리지의 앨리슨 랜 연구팀, 〈Clincal Endocrinology & Metabolism〉, 2001

포만감을 느끼게 하는 호르몬

- CART Coccain Amphetamine Regulated Transcript : NPY와 같이 뇌하수체에서 분비되는데 그 역할은 정반대라고 생각하면 돼. 신진대사를 촉진하고 식욕을 억제해 줘. 인슐린 분비를 증가시켜서 혈당이 세포 내로 유입돼 사용되도록 유도해. 체내에 에너지(체지방)가 쌓이지 않도록 하는 호르몬이지.

- 렙틴 Leptin : 지방 세포에서 분비되는 호르몬으로 CART 분비를 촉진하고 배고픔 신호를 차단하는 역할을 해. 지방 세포에서 분비되기 때문에 비만인 사람에게서 분비되는 수치도 높아. 그런데도 불구하고 비만한 사람들이 식욕 조절이 잘 안 되는 것은 렙틴이 뇌로 신호를 전달할 때 통로가 되는 렙틴 수용체가 잘 작동하지 않아서라고 해. 즉, '렙틴 저항성'이 강해서 이 호르몬이 제 기능을 못하고 있다는 이야기지.

- 콜레키스토키닌 CCK, Cholecystokinin : 소장에서 분비되는 호르몬으로 렙틴 분비를 촉진시켜 줘. 음식물이 장으로 유입될 때 분비되기 때문에 밥을 먹으면 배부르다고 느끼게 해 주는 호르몬이야. 음식물을 섭취한 후 CCK가 효력을 발휘하기까지는 약 20분 정도가 걸린다고 해. 영양소들 중에서는 지방(그중에서도 불포화 지방산)이 CCK 분비를 유도하는 데 효과적이야. 결국, 지방도 어느 정도 섭취해 주어야 식욕 전쟁이 쉬워질 거라는 이야기지.

앞의 여섯 가지 호르몬 외에도 식욕에 영향을 미치는 요소들은 많아.(하지만 다 보려면 서로 벅차니까 이 정도만 하자.) 이 여섯 가지 호르몬을 가지고 만들 수 있는 식욕 조절 지침은 무궁무진해.

자, 그럼 이제 식욕 촉진 호르몬은 '덜 분비되게', 포만감 호르몬은 '잘 분비되게' 유도하는 실제적인 방법들을 알아보자. 총 열 가지가 되는데, 나는 이것을 '식욕 조절 십계명'이라고 불러.

식욕 조절 십계명

1. 공복 시간이 길어지지 않게 한다

배고픔 호르몬인 그렐린은 위가 비어 있는 공복에 분비된다고 했어. 그러니 굶으면서 하는 다이어트는 대놓고 식욕과 전쟁을 벌이는 행위일 수밖에 없지. 공복이 길어지게 하는 가장 흔한 예는 저녁 6시 이후로 금식하면서 다음 날 아침도 건너뛰는 거야.

야식을 참는 것은 좋지만 음식물 섭취는 잠들기 3~4시간 전에만 끝내면 되니 너무 이른 시간부터 금식할 필요는 없어. 그리고 아침은 간단하게라도 반드시 챙겨 먹는 것이 좋아.

2. 견과류나 올리브유 등 좋은 지방을 먹는다

포만감 신호를 보내는 CCK가 잘 분비되도록 하려면 불포화 지방산의 도움을 받을 필요가 있어. 지방은 가장 큰 열량을 내는 영양소이기 때문에 다이어터에게는 다소 불편하게 다가와. 하지만 최근 연구들을 보면 불포화 지방산은 체중 감량에 오히려 도움이 된다고 해. 식품을 단순히 열량 차원으로만 생각하면 안 된다는 것을 보여 주는 연구 결과지.

단, 과유불급! 좋다고 해서 너무 많이 먹으면 안 돼. 간식이나 야식의 유혹이 심할 때 혹은 과식이 예상되는 식사를 20~30분 앞두고 한두 번 정도 먹는 것으로 해 줘. 과식, 폭식을 막는 데 도움이 될 거야.

3. 식사 시 매운 고추를 먹자

매운 고추 속의 캡사이신 성분은 배고픔 신호가 뇌에 도달하는 것을 방해하기 때문에 식욕 조절에 도움이 돼. 또한 신진대사를 촉진시켜 에너지 소모량을 늘리기도 하지. 매운 음식을 먹으면 몸이 뜨거워지면서 땀이 나는 것도 이와 관련된 현상이야.

단, 떡볶이나 김치찌개같이 고추(가루)가 들어갔지만 달고 짠맛이 나는 음식들은 식욕을 촉진해 오히려 과식을 유도하니 이런 종류의 매운 음식은 해당 사항이 없음을 기억해 줘.

4. 혈당 지수가 낮은 음식을 먹자

혈당 지수가 높은 식품은 몸속의 혈당 수치를 널뛰게 만들면서 식욕을 유발하게 돼 있어. 반면 혈당 지수가 낮은 식품은 포만감이 오래가기 때문에 식욕 조절에 도움이 되지. 혈당 지수가 높은 음식은 가공, 정제된 곡류라고 생각하면 돼.

5. 식이 섬유가 풍부한 식사를 한다

식이 섬유가 풍부한 음식은 장을 천천히 통과하기 때문에 상대적으로 긴 시간 동안 CCK 분비를 유도할 수 있어. 그리고 혈당을 천천히 올리고 천천히 떨어뜨리기 때문에 포만감이 오래 가도록 도와줘. **식이 섬유가 풍부한 식품은 채소, 과일, 해조류이고 저녁보다는 오전에 섭취해 주는 것이 좋아.** 구체적인 예를 들어 설명하면 아침에 데친 브로콜리 한 컵이나 바나나 1개 혹은 사과 1/2개 정도를 챙겨 먹으면 돼.

6. 천천히 먹는다

포만감 신호가 뇌로 전달되어 영향을 미치려면 음식물 섭취 후 20분 정도가 필요해. 그렇기 때문에 천천히 먹는 습관은 음식을 많이 섭취하기 전에 배부름을 느끼게 해서 식사량이 줄도록 도와줄 거야. 식사 속도가 빠른 사람은 5분 이내로 식사를 마치기도 하는데 배부름을 느끼지 못했기 때문에 과식하게 될 위험이 아주 높아.

7. 과음을 자제한다

술은 포만감 호르몬인 렙틴의 분비를 저하시키기 때문에 계속해서 안주를 먹게 만들어. 과음은 그 외에도 2차, 3차 문제들을 유발하니 다이어트를 작정한 기간만이라도 최대한 피해 보자.

8. 충분한 숙면을 취한다

불충분한 수면은 운동의 효율을 떨어뜨릴 뿐 아니라 다음 날 세로토닌과 도파민 분비가 저하되어 식욕이 잘 통제되지 않는 것을 경험하게 해.

9. 물부터 한 잔!

우리의 뇌는 식욕과 갈증을 잘 구분하지 못한다고 해. 쉽게 말해 몸에 수분이 부족해서 빵이 먹고 싶어질 수도 있다는 거야. 그러니 식사 때가 아닌데도 음식 생각이 간절할 때는 꼭 물부터 한 잔(300mL) 들이켜 보자. 물을 마신 후 5분 이내로 식욕이 감소했다면 음식이 아니라 수분이 필요한 상황이었다고 볼 수 있어.

10. 20분 운동하기

왠지 가장 지키지 않을 것 같은 부분이지만 효과는 확실하니 추천해 볼게! 유산소 운동은 그렐린 수치를 떨어뜨리고 식욕 억제 호르몬의 수치를 높여 줘. 그렇기 때문에 숨이 찰 정도의 유산소 운동은 즉각적으로 식욕을 감소시키는 데 도움이 돼. 만약 밤에 치킨 생각이 간절해질 것 같으면 즉시 동네 한 바퀴 숨차게 뛰고 오자! 열량도 소모되고 식욕 조절도 되는 일석이조의 방법이니까.

그런데 종종 운동 후에 식욕이 증가하는 사람들이 있어. 아마 장시간, 고강도 운동을 해서 그럴 거야.(혹은 공복에 운동을 했거나) 장시간, 고강도 운동 후에는 식욕이 증가하기도 하는데 이 경우 실제로 혈당이 떨어져 몸에서 에너지를(합리적으로) 필요로 하는 상황인 거야. 나쁜 반응은 아니니 원망할 필요는 없어. 하지만 식욕 감소를 위한 운동이라면 가볍게 20분만 하는 것이 좋겠지?

여기까지가 내가 제안하는 열 가지 방법이야. 그리 어려운 방법들은 아닐 거라고 생각해.(그렇지……?)

열 가지를 한꺼번에 하려면 정신 사나우니 머릿속에 저장은 다 해 놓되, 다섯 가지 정도만 집중적으로 지키는 것도 좋아. 그중에 꼭 포함됐으면 하는 것이 있다면 '천천히 먹기'와 '물 한 잔 마시기'야. 대단한 노력이 들지는 않지만 효과는 생각보다 크거든. 다른 것은 몰라도 이 두 가지는 지금부터 실천해 보자.

이제 불필요한 배고픔은 걸러 내고 식욕과 끝없이 씨름하던 세월을 청산하자. 충분히 가능한 일이니까!

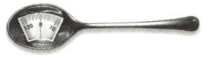

외식할 일이 많은데 어떡하죠?

바쁜 직장인, 학생, 혼자 사는 사람이라면 귀찮아서 혹은 시간이 없다는 이유로 끼니를 주로 밖에서 해결하게 돼. 그런데 외식을 많이 하다 보면 과식의 유혹도 심해지고 짜고 기름진 음식을 먹게 될 확률이 높아져. 이렇듯 다이어트와는 애증의 관계인 외식, 어떻게 하면 좋을까?

지금까지 나는 주로 사회생활을 하는 20대 이상의 사람들을 상담해 왔는데, 그들이 기록해 오는 식사 일기를 보면 외식이 잦더라고. 의도적으로 사 먹는 경우도 있었지만 보통은 일하면서, 학교 다니면서 어쩔 수 없이 바깥 음식으로 끼니를 해결해야 하는 경우가 많았어. 짐작하건대 20, 30대의 대부분이 일주일(21끼니) 중의 절반 이상은 밖에서 사 먹고 있었던 것 같아. 외식이 우리 몸을 만든다고 해도 과언이 아닐 정도지.

집이 아닌 밖에서 식사를 하더라도 영양사가 운영하는 단체 급식을 먹는 경우라면 양호한데, 음식점이나 영양사 없이 조리사 아주머니만 계신 구내식당의 경우 보통 음식이 짜고 기름진 편이야. (그래야 더 맛있기 때문에 어쩔 수 없다고 봐)

실제로 영양사가 있는 구내식당을 이용하다가 외부 식당으로 갈아타기 시작하면서 살이 쪘다는 사람들도 봤어. 확실히 자극적인 외식 메뉴들은 과식을 유도하니까. 그리고 집 밥을 먹는 것에 비해 돈을 지불한다는 인식이 강하기 때문에 남기지 않고 최대한 많이 먹어서 본전(?) 뽑고 싶게 하거든.

그러니 다이어트 중에 주변 상황에 휩쓸려 외식을 자주 하고 다니다 보면 우리의 고귀한 목표와 멀어지는 것은 자명해. 그렇다고 세 끼를 매번 집에서만 먹기란 불가능하지. 그러니 이쯤에서 '다이어터스럽게 외식하는 방법'과 '외식 시 추천 메뉴', '편의점에서 때우는 가벼운 한 끼 식사' 팁을 소개할게. 잘 활용한다면 외식이 잦더라도 다이어트에 성공할 수 있어.

다이어터스럽게 외식하는 방법

방법은 간단해. '많이 먹지 않는 것!'

너무 당연해서 별로 듣고 싶지 않을 이야기인데, 외식할 때 가장 지키기 힘든 부분이기도 해.(그러니 잘 들어 줘!) 밖에서 음식을 사 먹다 보면 스스로 양을 조절하기가 어려워. 음식의 양이 정해져서 나오기 때문에 애초부터 조금만 덜어 먹는 방법을 쓸 수가 없거든. 적당히 먹으려다 보면 보기 싫게 남겨야 하는 상황도 오고, 같이 먹는 사람이 누구냐에 따라 음식 남기는 것이 눈치 보이기도 하지.

하지만 그들이 당신의 다이어트를 대신해 주지 않는다는 것을 반드시 기억해 줘. 만약 음식이 버려지는 게 아깝다면 양을 적게 해 달라고 주방에 미리 요청하거나 그럴 분위기가 아니라면 남은 음식을 포장해 가도록 하자. 꼭 그 자리에서 처리하지 않아도 되니까. 이때, 양 조절을 요청하는 것도 포장해 달라고 하는 것도 귀찮고 궁상맞아 싫다면? 어쩌겠어. 아쉽지만 남겨야지.

사실 남겨서 음식물 쓰레기가 되나 먹어서 거름으로 만드나 지구의 입장에서 보면 둘 다 별로야. 하지만 당신의 입장에서는 살이 찌고 빠지는 것을 결정하는 중대 사안이니 부디 현명한 결정을 해 주길 바라.

또한 최대한 천천히 먹고 배가 부르면 수저를 내려놓는 연습을 해 보자. 특히 흰쌀밥의 경우 한 공기 이상 먹지 않도록 신경 써 줘.

다이어트 외식 메뉴 추천

　다이어트 중에 추천할 만한 외식 메뉴를 알려 줄게. 선정 기준은 탄수화물, 단백질, 지방이 골고루 들어 있으며 채소를 많이 섭취하게 되는 음식이야.

　- 생선구이 정식 : 육류에 비해 좋은 지방산(오메가3)이 많아서 다이어트 식단으로 바람직해. 특히 함께 나오는 나물 반찬들이 채소 섭취량을 늘려 주기에 좋아. 또한 생선구이가 있는 한정식집 중에는 밥을 잡곡밥으로 선택할 수 있는 데가 심심찮게 보이더라고.

　- 샤브샤브 : 채소를 많이 먹게 되는 메뉴 중에는 단연 최고인 것 같아. 다이어트 중에는 굽거나 튀긴 고기보다는 삶은 고기를 추천하기 때문에 샤브샤브만 한 메뉴가 없지. 단, 요즘은 샐러드 바가 있는 샤브샤브집이 많이 생기면서 닭강정이나 떡볶이와 같은 다른 고열량 식품도 같이 있어 다이어트에 위협이 되고 있지.

　- 쌈밥 : 다양한 쌈 채소와 나물, 잡곡 돌솥밥, 메인 고기 요리(불고기 등)로 이루어진 쌈밥은 균형 잡힌 식단으로 볼 수 있어. 단, 푸짐하게 나오기 때문에 과식할 위험이 높으니 이 점은 주의해야 해.

　- 월남쌈 : 샤브샤브에 이어 평소 안 먹던 채소를 다양하게 먹을 수 있는 메뉴야. 월남쌈 특유의 (귀찮은) 쌈 싸먹는 과정은 식사 속도를 늦춰 주기 때문에 과식을 예방할 수 있어.

　- 콩나물국밥 : 국에 말아 먹는 밥 자체를 그리 추천하지 않지만 굳이 추천하자면 반숙 달걀과 오징어가 들어간 콩나물국밥이 괜

찮아. 고기 뼈를 오래 끓여 만든 무거운 국밥에 비하면 열량도 낮고 맛도 깔끔한 편이야.

- 닭 가슴살 샌드위치 : 빵집에서 파는 완제품 샌드위치보다는 샌드위치 전문점에서 파는 것을 추천해. 토마토와 채소가 많이 들어간, 소스의 양 조절이 가능한 곳이라면 백 점!(고기는 꼭 닭 가슴살이 아니어도 돼)

- 회 : 초장보다는 '간장+와사비'에 찍어 먹는 것을 추천해. 초장은 어쩐지 푹 하고 찍어 짜게 먹게 될 수 있거든. 깻잎 혹은 상추 위에 간장 찍은 회와 고추 한 점 올리면 굿!

- 보쌈 : 보쌈은 보통 삼겹살 부위로 만들기 때문에 기름지기도 하지만, 주문할 때 살코기 위주로 달라고 말씀드리면 지방질이 적은 부위로 가져다주시더라고. 살코기 위주의 보쌈에 백김치와 상추, 깻잎, 마늘 한 조각은 정말 신이 내린 조합이지.

- 오일(해산물) 파스타와 그린 샐러드 : 밀가루 음식은 추천하고 싶지 않지만, 파스타를 먹게 되는 순간이 올 것 같아서 말이지. 소스는 크림, 토마토, 오일 중에 오일이 가장 좋아. 토마토 소스라고 생각하는 분들이 있는데 보통 토마토 파스타를 맛있게 하는 집들은 파르메산 치즈 가루가 많이 들어가거든. 재료들을 버터에 볶기도 하고. 게다가 면발에 붙은 소스들을 잔뜩 먹게 돼 총열량이 높아질 수밖에 없어.

반면 오일 파스타는 몸에 좋은 올리브유를 쓴다는 이점이 있지.

단, 채소 섭취량은 적기 때문에 그린 샐러드 혹은 그릴드 치킨 샐러드 같은 메뉴와 함께 먹도록 하자.

편의점에서 때우는 가벼운 한 끼 식사

끝으로 도시락은 귀찮고 외식은 부담될 때 간편하게 이용할 수 있는 편의점 활용 다이어트 식단을 소개할게.

- 저지방 우유 200mL, 훈제란 2개, 바나나 1개, 견과류 한 봉(20g)
- 저지방 우유 200mL, 바나나 1개, 에너지 바 1개(200kcal이하인 것으로)
- 저지방 우유 200mL, 훈제란 2개, 사과 1개, 견과류 한 봉(20g)
- 당도 낮은 두유 200mL, 사과 1개, 저지방 스트링 치즈 2개
- 당도 낮은 두유 200mL, 훈제란 2개, 단호박(고구마) 샐러드(200kcal)

이 중 취향에 따라 원하는 것으로 선택하면 되겠지? 과일은 그때그때 사정에 맞게 포도나 딸기 등으로 바꿔도 좋아.

다이어트, 신경 쓸 일이 참 많지? 지금까지는 그동안 잘못 알고 있던 것을 바로 잡으며 혹 모르는 것들이 있을까 봐 구구절절이 설명해 왔어. 이제는 이 모든 내용을 머릿속에 쟁여 두고 지금까

지 다룬 정보들이 고소하게 녹아 있는 실전 지침으로 넘어가 보자. 이 책을 읽고 있는 당신을 진심으로 위하는, 진정성 있는 그런 다이어트를 소개해 줄게.

REAL

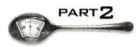

실패 없는 완벽한 다이어트,
식습관 교정

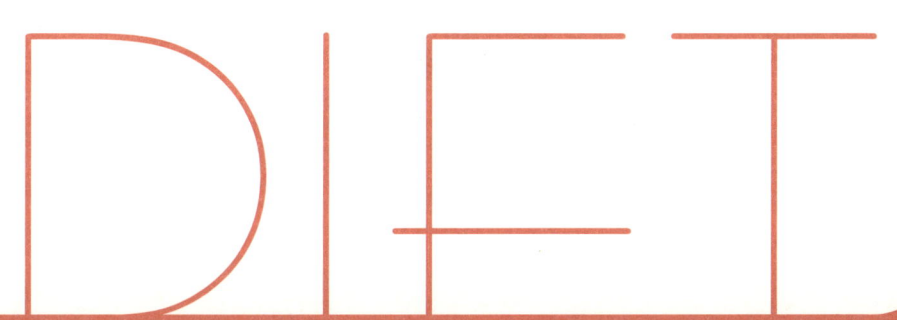

진짜
다이어트

왜
식습관
교정인가?

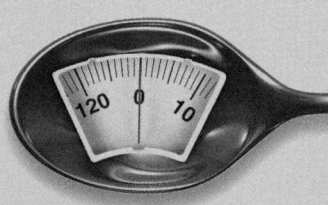

사실 '식습관 교정'이라는 표현은 참 촌스러워. 무슨 공익 단체에서 만든 듯한(다이어트에는 큰 도움이 되지 않을 것 같은) 프로그램처럼 느껴지거든. 만약 수익만을 위해 이 책을 쓰고 있다면 난 절대로 이 책의 무게 중심을 '식습관 교정'에 두지 않았을 거야. '영양사가 추천하는 한 달 안에 10킬로그램 빼기' 이런 거라면 또 모를까.

식습관 교정은 나의 철학이고 진정성이야. 어떤 사심도 담지 않은, 이번이 당신의 마지막 다이어트이길 바라는 진심 어린 충고지.

인터넷에서 다이어트 관련 검색을 해 보면 방법들이 참 다양해. 외국에서 건너온 방법, 연예인이 시도해서 유명해진 방법, 기업에서 상품 판매를 위해 제안하는 방법 등. 그런 것들을 보고 있으면 '그렇게 해서 안 빠지면 신고하고 말겠다'는 생각이 들어. 그만큼 고돼 보이고 고된 만큼 안 빠질 리가 없다는 거지.

만약 해 본 사람이 있다면 묻고 싶어. 그런 다이어트를 해도 몸에 무리가 없었는지. 빠르고 효과 좋다는 그 다이어트들, 정말 끝까지 괜찮았는지.

실제로 인터넷에 떠도는 소문난 다이어트 식단으로 체중 감량에 성공한 사례가 많아. 나도 상담하면서 그 사례의 주인공들을 많이 만났지. 당신이 예리하다면 여기서 이상한 점을 발견했을 거야. 그 다이어트 방법들을 통해 체중 감량에 성공했는데 왜 나와 상담했을까? 왜 다시 살을 빼겠다고 피트니스 센터에 찾아왔을까? 그래, 맞아. 요요가 왔거든.

내가 회원분들에게 드리는 상담 체크 리스트 문항 중에는 '체중 감량 경험이 있으신가요?'라는 질문이 있어. 그리고 꼭 요요 현상을 겪었는지 물어봐. 그러면 대부분이 "네, 요요가 왔어요.(시무룩)"라고 대답해. 나의 직간접적인 경험에 의하면 굶기만 하는 식의 잘못된 다이어트를 해도 요요가 오고, 운동과 건강한 식사를 같이 해도 요요가 와.(정도의 차이가 있을 뿐)

그래, 절망적으로 들리기는 해. 그런데 잘 생각해 보자. 이건 너무 당연해. 어제까지 닭 가슴살 샐러드를 먹던 네가 오늘부터 치킨을 먹는다면 당연히 어제와 같을 수 없어. 어제까지 운동을 한 시간씩 하던 네가 오늘부터는 드러누워서 못 본 드라마를 섭렵하고 있다면 당연히 어제와 같을 수 없지. 인정하자. 운동과 식이 요법을 중단하는 순간, 요요는 무조건 와.

처음 이 사실을 인정해야 했을 때 난 기분이 나빴어. 배신감이 들었거든. 운동하면서 살을 빼면 요요가 없을 줄 알았으니까. 그런데 내가 아끼는 회원님들이 불은 몸을 이끌고 나를 다시 찾아오는 거야. 그래서 고민하게 됐지. 요요를 겪지 않을 수 있는 방법 혹은 최소화할 방법은 없을까. 그런 고민 끝에 고안해 낸 방법이 바로 '식습관 교정'이야.

다이어트를 끝내고 나면 대부분의 사람들이 원래 식습관으로 돌아가. 술도 많이 마시고 간식도 통제하지 않지. 지난날의 울분(?)을 해소하기 위해 더 나쁜 짓도 하고. 그러다 보니 더 심각한 식습관을 갖게 되기도 해. 그래서 식이 조절을 하는 동안 문제 식습관이 있다면 바꿔 놓아야 해. 단 한 가지라도!

'식습관 교정'은 잘못된 식습관이 무엇인지 분석한 후에 그것을 끊어 버릴 수 있도록 훈련하는 거야. 그래서 운동과 식이 요법을 중단한 이후에도 문제 식습관이 더는 체중을 가지고 당신을 농락하지 못하도록 아주 그냥 무저갱에 봉인해 버리는 거지.

앞에서도 몇 번 언급했지만, 식습관은 생각보다 빠르게 자리 잡아. '먹고 싶은 과자를 평생 이 악물고 참아야 하는 게 아니라 조금만 먹어도 만족스럽다고 느끼게 되는 것' 이것이 내가 궁극적으로 원하는 식습관 교정의 모습이야.

실제로 내가 3개월 이상 관리했던 회원님들의 간증에 의하면 식습관 교정을 하는 동안 형성된 식습관이 앞으로도 유지될 것 같다고 했어.(식사량, 간식량, 음주량, 나트륨 섭취량, 식사 속도 등) 이제는 처음 시작하던 때만큼 힘들지 않기 때문에 조금만 신경 쓴다면 지금처럼 건강하게 먹을 수 있을 것 같다고 이야기했지. 작정하고 막장으로 가지만 않는다면 특별한 노력 없이도 계속해서 건강하게 먹을 수 있게 된 거야.

먹고 싶은데 억지로 참고, 그렇게 참고 참다 폭식하던 세월을 이제는 청산해 보자. 내 삶을 휘젓고 다닌 단기 다이어트에게 이별을 고하자. 그리고 '건강과 아름다움'에는 요령이 없음을 인정하자. 그리고 건강하게 아름다워지자. 당신이 꿈꾸던 대로.

진짜
다이어트

현실점검!
나는왜
살이찌는걸까?

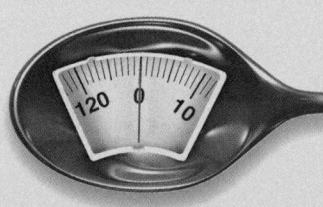

식습관 교정을 시작하려고 마음먹은 당신, 일단 먼저 박수를 쳐 줄게.(짝짝짝!) 후회하지 않을 거야. 그렇다면 본격적으로 당신의 문제 식습관이 무엇인지부터 분석해 보자. 무엇을 고쳐야 하는지 알아야 계획을 짤 수 있을 테니까.

여기서 가장 중요한 것은 최대한 객관적이고 솔직하게 답하는 거야. 제삼자가 되어 자신을 돌아보는 거야.(자비는 버리고 와)

문제 식습관에는 여러 가지가 있어. '폭식', '과식', '간식 중독', '탄수화물 중독', '야식 중독', '과음', '고지방식', '고염분식', '거식증' 등. 이 많은 항목들을 번잡스럽게 다 둘러보기는 사실상 어려우니 가장 흔하면서 다이어트에 치명적인 6가지를 선별해 봤어.

- 과식
- 폭식
- 간식
- 야식
- 고염분식
- 과음

어때? 벌써부터 '이건 내 얘기야' 하는 항목들이 있어? 스스로 조금은 느끼고 있다고 하더라도 어느 정도로 심각한지는 테스트를 해 봐야 구체적으로 판별할 수 있을 거야.

다음은 문제 식습관별 자가 진단 체크 리스트야. 성실하게 체크해 주길 바라. 그리고 다시 한번 이야기하지만, 자비는 버리고 오시게.(찡긋)

과식

평가 기준	없다 10%↓ NO	가끔 30% ·	종종 50% SO SO	자주 70% ·	항상 90%↑ YES
1	나는 불편함을 느낄 만큼 배부르게 먹는다.	☐	☐	☐	☐	☐
2	배가 불러도 음식이 눈앞에 있으면 먹게 된다.	☐	☐	☐	☐	☐
3	음식 남기는 것을 싫어한다.	☐	☐	☐	☐	☐
4	과식으로 인한 소화 불량을 겪는다. (속 쓰림, 가스 참 등)	☐	☐	☐	☐	☐
5	식사량 조절을 시도해 본 적이 있으나 어렵다고 느낀다.	☐	☐	☐	☐	☐
6	밥 먹는 속도가 빠른 편이다.	☐	☐	☐	☐	☐
7	배부르게 먹지 못한 경우 불만족스럽고 다른 음식을 찾게 된다.	☐	☐	☐	☐	☐
8	남이 주는 음식을 거절하지 못해 배부른 상태에서도 받아먹는다.	☐	☐	☐	☐	☐
9	대식가라는 소리를 듣는다.	☐	☐	☐	☐	☐

평가 기준	없다 10%↓ NO	가끔 30% ·	종종 50% SO SO	자주 70% ·	항상 90%↑ YES
10 고열량 식품을 선호한다. (튀긴 것, 지방 많은 육류 등)	☐	☐	☐	☐	☐
문항별 점수를 합산하여 점수를 냅니다. 합계 점수 : _____ 점	1점	2점	3점	4점	5점

- 10~20점 : 과식의 위험도가 낮아요.
- 21~30점 : 신경 쓸 필요가 있어요. 하지만 식습관 교정의 대상은 아니에요.
- 31~40점 : 식습관 개선이 필요한 단계예요.
- 40~50점 : 반드시 개선이 필요해요. 과식 개선을 우선순위로 두고 식이 조절을 할 필요가 있어요.

과식은 식사 때마다 필요량을 초과해서 음식을 섭취하는 것으로 하루 총 섭취 열량이 필요 열량을 초과하게 되는 상태를 의미해. 가장 흔하게 나타나는 문제이지만 다른 문제 식습관에 비하면 개선이 쉬운 편이야.

폭식

평가 기준	없다 10%↓ NO	가끔 30% ·	종종 50% SO SO	자주 70% ·	항상 90%↑ YES
1 식사 시간이 불규칙하다.	☐	☐	☐	☐	☐
2 식사량의 편차가 크다. (예: 아침, 점심은 거의 먹지 않고 저녁에 많이 먹는 것)	☐	☐	☐	☐	☐
3 폭식으로 인한 위장 장애를 겪은 적이 있다.	☐	☐	☐	☐	☐
4 바쁜 일정 등으로 인해 의도치 않게 한 번에 몰아서 식사하게 된다.	☐	☐	☐	☐	☐
5 일부러 음식 섭취를 참았다가 폭발한 적이 있다.	☐	☐	☐	☐	☐
6 지나치게 많은 음식물을 섭취한 후 우울감(혹은 후회)을 느낀 적이 있다.	☐	☐	☐	☐	☐
7 그만 먹어야 하는데(혹은 배부른데)라는 생각을 하면서도 통제가 되지 않는다.	☐	☐	☐	☐	☐
8 많이 먹게 되는 특정 시기가 있다. (예: 생리 기간, 스트레스받을 때 등)	☐	☐	☐	☐	☐
9 다른 사람들이 놀랄 만큼 많이 먹은 적이 있다.	☐	☐	☐	☐	☐
10 식사 후 구토 유발이나 이뇨제, 관장 약 등을 사용한 적이 있다.	☐	☐	☐	☐	☐
문항별 점수를 합산하여 점수를 냅니다. 합계 점수: _____ 점	1점	2점	3점	4점	5점

- **10~20점** : 폭식의 위험도가 낮아요.
- **21~30점** : 신경 쓸 필요가 있어요. 하지만 식습관 교정의 대상은 아니에요.
- **31~40점** : 식습관 개선이 필요한 단계예요.
- **40~50점** : 반드시 개선이 필요해요. 폭식 개선을 우선순위로 두고 식이 조절을 할 필요가 있어요.

폭식은 평소에는 적정량의 식사를 하거나 굶다가 어떤 때에 갑자기 많은 양의 음식을 섭취하는 것을 말해. 하루 총 섭취 열량은 그리 높지 않지만, 식사 시간대별 섭취 열량의 편차가 크며 그로 인한 심리적, 육체적 불편함을 동반한다는 특징이 있어. 폭식의 경우 과식보다 심리적 요인의 영향을 많이 받기 때문에 행동 교정뿐 아니라 폭식을 유발하는 마음 상태에도 귀 기울여야 해.

간식 중독

평가 기준	없다 10%↓ NO	가끔 30% ·	종종 50% SO SO	자주 70% ·	항상 90%↑ YES
1 식사 후 음료나 과자 등의 간식을 찾게 된다.	☐	☐	☐	☐	☐
2 과자류를 직접 사 먹는다. (왼쪽부터 주0회 / 1회 / 2회 / 3회 / 4회 이상)	☐	☐	☐	☐	☐
3 빵이나 과자 등 간식거리로 끼니를 때운다.	☐	☐	☐	☐	☐
4 스트레스를 받으면 단것이 생각난다.	☐	☐	☐	☐	☐
5 배고프지 않아도 심리적으로 뭔가 먹고 싶다는 생각이 든다.	☐	☐	☐	☐	☐
6 카페에 가면 주로 시럽이 들어간 단 음료를 주문한다.	☐	☐	☐	☐	☐
7 나의 공간 (사물함, 책상 등)에 간식이 준비되어 있다.	☐	☐	☐	☐	☐

평가 기준	없다 10%↓ NO	가끔 30% ·	종종 50% SO SO	자주 70% ·	항상 90%↑ YES
8 영화나 텔레비전을 볼 때 뭔가를 먹는다.	☐	☐	☐	☐	☐
9 간식 중에서도 열량이 높은 것을 즐겨 먹는다. (초콜릿, 아이스크림, 유탕 처리된(튀긴) 과자 등)	☐	☐	☐	☐	☐
10 간식을 먹지 못하거나 미리 사 두지 않으면 어딘가 찜찜하다.	☐	☐	☐	☐	☐
문항별 점수를 합산하여 점수를 냅니다. 합계 점수: _____ 점	1점	2점	3점	4점	5점

- **10~20점** : 간식 중독의 위험도가 낮아요.
- **21~30점** : 신경 쓸 필요가 있어요. 하지만 식습관 교정의 대상은 아니에요.
- **31~40점** : 식습관 개선이 필요한 단계예요.
- **40~50점** : 반드시 개선이 필요해요. 간식 중독 개선을 우선순위로 두고 식이 조절을 할 필요가 있어요.

간식 중독은 하루 섭취 열량의 상당한 부분을 간식이 차지하며 그것을 끊기 어려운 상태를 의미해. 간식은 탄수화물을 과다 섭취하게 하고 몸에 나쁜 트랜스 지방이 축적될 확률을 높이기 때문에 반드시 교정이 필요해.

야식 중독

평가 기준	없다 10%↓ NO	가끔 30% ·	종종 50% SO SO	자주 70% ·	항상 90%↑ YES
1 저녁 식사 후 습관적으로 음식물을 더 섭취한다.	☐	☐	☐	☐	☐
2 저녁에 음식물을 섭취한 후 2시간 이내에 잠든다.	☐	☐	☐	☐	☐
3 늦은 저녁 시간(9시 이후)에 배달 음식을 먹는다.	☐	☐	☐	☐	☐
4 늦은 시간 (술)약속이 있어서 음식물을 섭취한다.	☐	☐	☐	☐	☐
5 배가 고프면 잠이 오지 않는다고 느낀다.	☐	☐	☐	☐	☐
6 배가 고파 잠에서 깨고 음식물을 섭취한 후 다시 잠이 든다.	☐	☐	☐	☐	☐
7 저녁 9시~취침 전 사이에 식욕을 강하게 느끼는 때가 있다.	☐	☐	☐	☐	☐
8 가족 등 같이 사는 사람들이 야식을 즐긴다.	☐	☐	☐	☐	☐
9 야식을 먹으면 고열량 식품으로 먹는다.	☐	☐	☐	☐	☐
10 야식을 먹고 나서 살이 쪘다고 느낀다.	☐	☐	☐	☐	☐
문항별 점수를 합산하여 점수를 냅니다. 합계 점수 : _____ 점	1점	2점	3점	4점	5점

- 10~20점 : 야식 중독의 위험도가 낮아요.
- 21~30점 : 신경 쓸 필요가 있어요. 하지만 식습관 교정의 대상은 아니에요.
- 31~40점 : 식습관 개선이 필요한 단계예요.
- 40~50점 : 반드시 개선이 필요해요. 야식 중독 개선을 우선순위로 두고 식이 조절을 할 필요가 있어요.

야식 중독은 늦은 저녁 시간에 습관적으로 고열량의 음식물을 섭취하는데, 그때 섭취하는 음식물이 하루 섭취 열량의 상당한 부분을 차지하는 상태를 뜻해. 늦은 시간의 음식물 섭취는 소화도 잘 안 될뿐더러 깊은 수면을 방해하지. 살이 찌는 것은 당연하고.(만약 낮과 밤이 바뀐 생활 패턴을 가지고 있어 야식이 불가피한 경우라면 우선 이 체크 리스트의 결과는 건너뛰도록 할게. 깨어 있는 시간 동안 먹지 말라고는 할 수 없으니)

고염분식

평가 기준	없다 10%↓ NO	가끔 30% ·	종종 50% SO SO	자주 70% ·	항상 90%↑ YES
1 식사 시 김치, 젓갈과 같은 절인 음식을 많이 먹게 된다.	☐	☐	☐	☐	☐
2 라면, 냉동식품과 같은 인스턴트식품을 즐겨 먹는다.	☐	☐	☐	☐	☐
3 햄, 소시지와 같은 육가공 식품을 즐겨 먹는다.	☐	☐	☐	☐	☐
4 국, 찌개의 국물을 먹는다.	☐	☐	☐	☐	☐
5 하루에 두 끼 이상을 외식한다. (단체 급식, 도시락 제외)	☐	☐	☐	☐	☐
6 남들보다 짜게 먹는다고 스스로 느낀다.	☐	☐	☐	☐	☐
7 단체 급식이 싱겁다고 느낄 때가 있다.	☐	☐	☐	☐	☐

평가 기준	없다 10%↓ NO	가끔 30% ·	종종 50% SO SO	자주 70% ·	항상 90%↑ YES
8 내가 요리를 하면 사람들이 짜다고 한다.	☐	☐	☐	☐	☐
9 식사할 때 물을 많이 마시는 편이다.	☐	☐	☐	☐	☐
10 음식이 싱거우면 맛이 없다고 생각한다.	☐	☐	☐	☐	☐
문항별 점수를 합산하여 점수를 냅니다. 합계 점수 : _____ 점	1점	2점	3점	4점	5점

- 10~20점 : 고염분식의 위험도가 낮아요.
- 21~30점 : 신경 쓸 필요가 있어요. 하지만 식습관 교정의 대상은 아니에요.
- 31~40점 : 식습관 개선이 필요한 단계예요.
- 40~50점 : 반드시 개선이 필요해요. 나트륨 섭취량 개선을 우선순위로 두고 식이 조절을 할 필요가 있어요.

    고염분식은 본인도 모르게 하루 나트륨 권장 섭취량을 훌쩍 넘겨 섭취하게 되는 상태를 의미해. 다행히 고염분 식습관은 다른 문제 식습관에 비해 교정이 쉽고 빠르게 되는 편이라서 크게 걱정할 필요는 없어. 물론, 노력 없이 된다는 이야기는 아니지만!

과음

평가 기준	없다 10%↓ NO	가끔 30% ·	종종 50% SO SO	자주 70% ·	항상 90%↑ YES
1	술을 취할 때까지 마신다. (구토, 필름 끊김, 어지러움을 겪는 수준까지)	☐	☐	☐	☐	☐
2	술을 마시면 1회 권장 음주량 이상을 마신다. (권장 음주량 76페이지 참고)	☐	☐	☐	☐	☐
3	1주일 음주 횟수 (왼쪽부터 1회 이하 / 2회 / 3회 / 4회 / 5회 이상)	☐	☐	☐	☐	☐
4	술을 조금 마시느니 안 마시는 게 낫다고 생각한다.	☐	☐	☐	☐	☐
5	한 달 지출 중 술자리로 인한 지출이 많다고 느낀다.	☐	☐	☐	☐	☐
6	음주 다음 날 숙취 해소로 고열량 식품을 찾는다.(해장국, 라면 등)	☐	☐	☐	☐	☐
7	술자리에서 안주를 많이 먹는다.	☐	☐	☐	☐	☐
8	주당이라는 소리를 듣는다.	☐	☐	☐	☐	☐
9	혼자서도 음주를 즐기는 편이다.	☐	☐	☐	☐	☐
10	술을 줄이거나 끊으려는 시도를 했을 때 금단 현상을 경험했다.(손 떨림, 불안, 초조 등)	☐	☐	☐	☐	☐
문항별 점수를 합산하여 점수를 냅니다. 합계 점수: _____ 점	1점	2점	3점	4점	5점

- 10~20점 : 과음의 위험도가 낮아요.
- 21~30점 : 신경 쓸 필요가 있어요. 하지만 식습관 교정의 대상은 아니에요.
- 31~40점 : 식습관 개선이 필요한 단계예요.
- 40~50점 : 반드시 개선이 필요해요. 음주량 개선을 우선순위로 두고 식이 조절을 할 필요가 있어요.

과음은 알코올을 너무 많이, 자주 섭취하게 되는 습관으로 Part 1에서 밝혔던 것처럼 다이어트에 암적인 존재야. 20, 30대의 과음은 대부분 대인 관계, 사회생활로 인해 불가피한 경우가 많아서 아예 금주하기는 어려워. 하지만 절주는 가능하지.

만약 점수가 40점 이상이 나왔다면 알코올 중독 증세를 의심해 봐야 해. 이런 경우 의지만으로는 어려울 수 있으니 전문가의 도움을 받아 보라고 권하고 싶어.

여기까지 오느라고 수고했어. 자비 없이 자신을 돌아보기란 쉬운 일이 아니니까. 다음 장에서는 문제 식습관별로 어떻게 개선해 나가면 좋을지 그 이야기를 풀어 볼 거야. Keep going!

진짜
다이어트

본격
식습관 교정
프로젝트

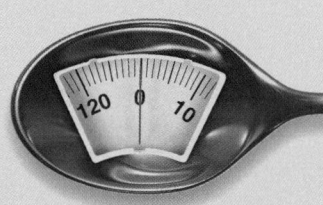

이제는 다이어트를 위한 식습관 교정 규칙들을 본격적으로 정해 볼 거야. 기본적인 규칙들은 내가 나열하겠지만 구체적으로 어떻게 실천할지는 본인이 계획할 수 있어.

시작하기에 앞서, 문제 식습관 분석 결과가 어땠는지부터 정리하자. 점수가 가장 높게 나온 순서대로 써 줘.

1. _____ (점수 :   )
2. _____ (점수 :   )
3. _____ (점수 :   )
4. _____ (점수 :   )
5. _____ (점수 :   )
6. _____ (점수 :   )

여섯 가지 식습관 모두 개선의 대상이라고 하더라도 동시에 바꾸려다 보면 포기의 길로 접어들 수 있으니 그렇게는 하지 말자.(무리하지 않기로 해요 우리)

일단은 점수가 가장 높은 것 한두 가지만 가지고 시작해 보는 것이 좋아. 자, 그럼 각각의 문제 식습관별로 행동 지침을 알려 줄 테니 이 정도면 무리 없이 하겠다 싶은 것들을 스스로 택해 보자고!

'과식' 교정을 위한 행동 지침

#	행동 지침	선택 사항
1	**밥양 줄이기** 밥 한 공기는 200그램이 기준이다. 양이 헷갈린다면 마트에 판매되는 인스턴트 밥을 참고해 보자. 흰쌀밥보다는 잡곡밥을 먹도록 하자. 영양 가치도 높고 포만감이 오래 간다.	☐ 1공기 ☐ 2/3공기 ☐ 1/2공기
2	**고열량 식품 피하기** 튀긴 음식, 기름진 육류 등 열량이 높은 음식들을 먹는 횟수를 줄여 보자. 고열량 식품으로 과식하게 되면 똥 뱃살을 면할 수 없다. (치킨, 돈가스, 피자, 튀긴 빵류, 크림 빵, 생크림, 크림 파스타, 족발, 삼겹살, 항정살, 꽃등심 등)	☐ 주3회 이하 ☐ 주2회 이하 ☐ 주1회 이하

3	**배부르면 그만 먹기**
	누군가 계속해서 음식을 권한다면 정중하게 거절하는 용기를 가져 보자. 음식이 남게 되는 상황이더라도 배가 부르면 그만 먹는 연습을 해 보자. 정 음식이 아깝다면 포장해서 냉동 보관하는 방법도 있으니 꼭 그 자리에서 처리하지 않아도 된다!
		☐ 배부르면
		   수저 내려놓기
		☐ 외식 시 1인분 이상
		   먹지 않기

4	**먹기 전에 먹을 양 정하기** (먹을 만큼 덜어 먹기) 식사 시작 전에 먹을 양을 정하면 적은 양을 오래 즐기고 싶은 마음 때문에 자동적으로 천천히 식사하게 된다. 또한 내가 얼마나 먹었는지 스스로 가늠할 수 있기 때문에 무한 흡입하는 상황을 막을 수 있다.	☐ 평소 양의 2/3 ☐ 평소 양의 1/2 ☐ 직접 설정 : _____
5	**천천히 식사하기** 먼저 평소 식사를 시작하고 마치는 데 어느 정도 시간이 걸리는지 확인해 보자. 그리고 그 시간보다 2~3배 정도 식사 시간을 늘려 보자. 오래 씹어 먹는 습관을 들이면 도움이 된다. 평균 나의 식사 시간 : 약 _____ 분	☐ X2 ☐ X3 ☐ X4

비만 인구에서 가장 흔하게 발견되는 문제 식습관이 과식이야. 그만큼 식사량 조절만 잘해도 날씬해질 수 있다는 거지. 이 중에서도 시작하면서 무조건 했으면 하는 것이 있다면 '천천히 식사하기'야. 기억만 하고 있으면 어렵지 않게 할 수 있는 지침이기도 하고, 실제로 천천히 식사하다 보면 자연스럽게 많이 못 먹거든.

'폭식' 교정을 위한 행동 지침

	행동 지침	선택 사항
1	**식사 시간 정하기** 불규칙한 식습관은 폭식을 유발하는 주원인이 된다. 하루에 한 끼를 왕창 먹는 것보다 세끼에 나눠서 적당히 먹는 것이 다이어트에 더 도움이 됨을 기억하자!	☐ 아침 _____시 ☐ 점심 _____시 ☐ 저녁 _____시 ☐ 간식 _____시
2	**천천히 먹기** 천천히 먹으면 남들보다 많이 못 먹을 것이라는 초초함은 버리자. 지금 우리에게는 많이 못 먹는 것이 당연히 좋고, 너무나 좋다. 평소 식사를 마치는 데 걸리는 시간을 재고 그보다 2~3배 늘려 보자. 평균 나의 식사 시간 : 약 _____분	☐ X2 ☐ X3 ☐ X4
3	**조금씩 자주 먹기** 조금씩 자주 먹는 습관을 들여 보자. 한 번에 많이 먹다 보면 위의 용량이 늘어 많이 먹어야만 포만감을 느끼게 된다.(건강 간식 : 견과류 한 줌, 바나나 1개, 당근, 오이, 토마토 등 채소류는 마음껏!)	☐ 하루 3회 식사 ☐ 하루 4회 식사 ☐ 하루 3회 식사 + 건강 간식 2회

	행동 지침	선택 사항
4	**먹기 전에 먹을 양 정하기**(먹을 만큼 덜어 먹기) 식사 시작 전에 먹을 양을 정하면 적은 양을 가지고 오래 즐기고 싶은 마음 때문에 천천히 식사하게 된다. 자신이 얼마나 먹었는지 가늠할 수 있기 때문에 무한 흡입하는 상황을 예방할 수 있다.	☐ 평소 양의 2/3 ☐ 평소 양의 1/2 ☐ 직접 설정 : _____
5	**마음 살피기** 폭식을 하게끔 하는 요인이 무엇인지 구체적으로 생각해 보고 그것을 방어할 수 있는 계획을 만들어 보자.(사람마다 워낙 다양한 이유가 있어 일괄적인 목표보다는 스스로 고민해 보는 것이 효과적이다) 위험 요인 1. _____ _____ 위험 요인 2. _____ _____ (Ex. 생리 전 증후군, 무료함, 대인 관계 스트레스, 수면 부족 등)	☐ 계획 1 _____ _____ _____ ☐ 계획 2 _____ _____ _____

이 중에서 가장 먼저 했으면 하는 것은 '마음 살피기'야. 폭식은 과식과 비슷한 것 같지만 심리 상태에 더 영향을 받는다는 점에서 큰 차이가 있어.

자신을 폭식하게끔 유도하는 요인으로부터 멀어질 대책을 세워 보자. 예를 들어 위험 요인이 생리 전 증후군인 경우, 그 시기가 찾아왔을 때 먹을 저열량의 식품을 미리 준비해 놓는 것도 도움이 될 거야.

'간식 중독' 교정을 위한 행동 지침

	행동 지침	선택 사항
1	**간식에 손대기 전에 물 한 잔** (틈틈이 물 마시기) 사람의 뇌는 갈증과 허기짐을 잘 구분하지 못한다. 체내 수분이 부족한 것인데 간식을 먹고 싶은 욕구로 이어질 수 있다. 그러니 틈틈이 물을 마시는 것은 중요하다. 간식이 생각날 때는 반드시 물부터 한 잔!	☐ 하루 총 1L ☐ 하루 총 1.5L ☐ 간식 먹기 직전 한 잔(300mL) * 복수 선택 가능
2	**건강한 간식을 준비한다** 1킬로그램을 먹어도 밥 한 공기 열량도 안 되는 채소류는 아침, 점심, 저녁 가리지 말고 마음껏 먹자. 외출 시에는 집에서 미리 다듬어 준비해 가는 습관을 들여 보자. 간편하게는 한 봉지씩 포장되어 있는 견과류나 두유를 챙기는 것도 좋다.	☐ 토마토, 브로콜리 등 채소류 ☐ 사과, 배와 같은 열량이 낮은 과일 ☐ 견과류 한 줌(25g) ☐ 무첨가 두유 한 팩(200mL) * 복수 선택 가능
3	**간식으로 간식 막기** 간식의 유혹이 심한 시간대가 언제인지 생각해 보고 그 시간대를 전략적으로 대처하자. 초콜릿이 이미 너무 먹고 싶어졌을 때는 토마토가 절대 입으로 들어가지 않는다. 그러니 유혹이 심한 시간이 오기 20~30분 전에 미리 건강한 간식을 먹어 보자.	유혹이 가장 심한 시간대? : ___시 ~ ___시 사이 ☐ 간식 시간 정하기 (알람 필수)
4	**구매 비용 줄이기** 일주일에 드는 간식 구매 비용을 계산해 보자. 생각보다 많은 돈이 빠져 나가고 있을 수 있다. 이를 토대로 1주일의 간식 지출 비용을 정해 보자. 절약된 비용을 모아서 사고 싶은 것을 생각해 보는 것도 도움이 된다. 나의 1주일 간식 지출 비용 : _____원	☐ 1/2로 줄이기 ☐ 1/3로 줄이기 ☐ 직접 설정 _____원 이하 * WISH LIST →
5	**더 나은 간식 택하기** 아예 안 먹는 것이 힘들다면 비슷하지만 상대적으로 나은 간식을 선택하는 연습을 해 보자. 예를 들면 초콜릿은 다크 초콜릿으로, 달달한 음료는 아메리카노나 저지방 라테로, 흰 빵은 통곡물 빵으로 대체해 보자. 본인이 자주 먹는 것 중 몇 가지를 선택해 정해 보자.	☐ _____ → _____ ☐ _____ → _____

위 다섯 가지 항목 중에서 반드시 시작했으면 하는 것은 '간식에 손대기 전에 물부터 한 잔 마시기(틈틈이 물 마시기)'야. 실천하기도 쉬울뿐더러 자연스럽게 욕구가 조절되기 때문에 힘도 덜 들고 스트레스도 덜 받게 될 거야.

여자들의 경우 특히 간식 조절을 많이 힘들어하는 것 같아. 그런데 이것도 안 먹다 보면 자연스레 멀어지더라고. 기대하고 즐겨 줘. 간식을 덜 먹음으로써 생기는 수입과 날씬해지는 몸을!

'야식 중독' 교정을 위한 행동 지침

	행동 지침	선택 사항
1	**데드라인 정하기** 몇 시 이후부터 음식 섭취를 제한할 것인지 정해 보자. 명확한 데드라인이 있어야 애매하게 타협하는 일도 없고 식사도 미리미리 제때 챙겨 먹을 수 있다.	☐ 9시 이후 ☐ 8시 이후 ☐ 7시 이후 ☐ 직접 설정 : _____
2	**야식 대용품 정하기** 데드라인을 정했지만 너무 배고파서 참기 힘들다면 몸에도 좋고 다이어트에도 좋은 식품을 섭취해 보자. 단, 먹고 바로 잠드는 것은 몸에 좋지 않으니 잠들기 최소 1시간 전에 섭취해야 한다.	☐ 제철 과일 소량 (종이컵 한 컵 사이즈) ☐ 무첨가 두유 200mL ☐ 견과류 한 줌(25g) ☐ 직접 설정 : _____

	행동 지침	선택 사항
3	**야식 먹는 양 조절하기** 야식을 먹더라도 병아리 눈물만큼만 먹을 수 있다면 먹지 말라고 막을 이유도 없다. 평소 먹던 양을 생각해 보고 그것보다 얼마만큼 양을 줄일지 정해 보자. 조금 먹으니 안 먹는 게 낫다고 생각되더라도 일부러 부딪쳐 가며 조금씩만 먹는 연습을 해 보는 것도 좋다.	☐ 네 번(개)만 먹기 ☐ 세 번(개)만 먹기 ☐ 평소 배부르게 먹던 양의 1/3로 줄이기 ☐ 직접 설정 : _____
4	**야식 먹는 횟수 제한하기** 너무 자주 먹고 있다면 당연히 줄일 필요가 있다. 9시 이후에 음식물을 섭취하게 되는 때가 일주일에 몇 번이나 되는지 생각해 보고 자신 있는 선에서 최대한으로 횟수를 줄여 보자. 평소 야식 먹는 횟수는? 주 _____ 회	☐ 주 2회 이하 ☐ 주 1회 이하 ☐ 아예 안 먹기
5	**가족들에게 협조 구하기** 아무리 대쪽 같은 결심을 세웠어도 같이 사는 사람들이 야식을 먹고 있다면 쉽게 무너질 수밖에 없다. 그럴 때는 공손하지만 절박한 눈빛으로 도움을 요청하자. 혹시나 협조가 완벽하지 않더라도 짜증은 금물. 가족들과 스트레스를 주고받는 관계가 되면 다이어트도 성공하기 어려워진다.	☐ 가족들에게 협조 구하기

이 중에서 가장 먼저 실행해 보길 바라는 것은 '데드라인 정하기'야. 목표가 명확해서 기억하고 지키기가 쉽거든. 야식도 안 먹다 보면 몸도 곧 적응해서 더는 늦은 시간에 음식 생각이 안 나게 돼.(먹다 보니 계속 생각나는 거라고) 단, 저녁 식사를 거르라는 의미가 아니니 오해는 하지 않길 바라. 저녁 식사는 꼭 제때 하고 늦은 시간에 고열량 식품을 피하는 쪽으로 접근해 줘.

'고염분식' 교정을 위한 행동 지침

	행동 지침	선택 사항
1	**국이나 찌개의 국물 덜 먹기** 국물만 덜 먹어도 한 끼 식사에서 나트륨 섭취의 상당량을 줄 일 수 있다. 특히 국에 밥을 말아 먹는 습관은 국물을 싹싹 긁어 마시게 해 가장 위험하다.	☐ 국물 먹지 않기 ☐ 국에 밥 말아 먹지 않기
2	**절인 음식 덜 먹기** 김치를 제외(너무 기본 식품이니까)한 장아찌나 젓갈 등 소금에 염장하여 만든 식품들은 최대한 피해 보도록 하자. 짠 반찬들은 밥을 많이 먹도록 유도해 과식을 부른다.	☐ 절인 음식 먹지 않기
3	**인스턴트 가공 식품 덜 먹기** 가공식품에는 우리가 생각하는 것보다 훨씬 더 많은 나트륨이 함유되어 있다. 햄이나 소시지 등 육가공품에 들어 있는 나트륨은 김치의 3~4배에 달하니 우리가 체감하는 것보다 훨씬 짠 음식이다.	☐ 햄, 소시지등 육가공품 덜 먹기 (데쳐 먹기) ☐ 라면 섭취 줄이기 ☐ 직접 설정 : _____
4	**외식 횟수 줄이기** 밖에서 파는 음식이나 배달 음식 중에 저염식인 것은 없다고 보면 된다. 일주일에 점심, 저녁 등 밖에서 사 먹을 때가 몇 번인지 따져 보고 최대한 줄여 보자. **현재 나의 외식 횟수** 점심 : ____ 회 저녁 : ____ 회	☐ 점심 주 ___ 회 이하 ☐ 저녁 주 ___ 회 이하 ☐ 배달 음식 섭취 줄이기 　주 ___ 회 이하
5	**채소와 과일 섭취하기** 채소와 과일은 나트륨 배출을 돕는 칼륨이 풍부하다. 특히 현대인은 채소나 과일을 의식적으로 챙겨 먹지 않으면 하루 권장 섭취 기준에 쉽게 미달된다. 채소와 과일은 합쳐서 매일 종이컵 2~3컵 분량 이상은 먹도록 하자. 원하는 채소나 과일을 갈아서 주스로 마시는 것도 좋다.	☐ 종이컵 2컵 이상 섭취 ☐ 종이컵 3컵 이상 섭취 ☐ 직접 설정 : _____

이 중에서 가장 우선적으로 했으면 하는 항목은 '외식 횟수 줄이기'야. 어떤 삶을 사느냐에 따라 지키기 어렵다는 것은 알지만, 이것만큼 저염식을 방해하는 요소도 없거든. 한 끼라도 집에서 저염식으로 해 먹을 수 있다면 그것만으로도 충분해.

좋은 소식이 있다면 고염분식은 다른 것들에 비해 가장 쉽게 변하는 항목이야. 그러니 처음에는 어렵게 느끼더라도 의지를 가지고 해 보자. 나중에는 짠 음식이라면 누가 사 줘도 먹기 싫어질 테니.

'과음' 교정을 위한 행동 지침

	행동 지침	선택 사항
1	**음주 횟수 줄이기** 술자리가 주는 즐거움에 매혹되면 자꾸만 그 자리를 찾게 된다. 술자리에 가는 횟수가 많아지면 알코올 섭취량도 많아지기 마련! 피할 수 있는 술자리는 최대한 피해 보자.	☐ 주 3회 이하 ☐ 주 2회 이하 ☐ 주 1회 이하 ☐ 금주
2	**1회 음주량 줄이기** 조금씩 자주 마시는 것보다 한 번에 몰아서 많이 먹는 것이 훨씬 나쁘다. 반병만 마시느니 안 마시는 게 낫다고 느끼는가? 그래도 금주보다는 먹는 양을 줄이는 연습을 해 보자. 평생 금주할 생각이 아니라면 적당히 먹는 연습이 장기적으로 봤을 때 훨씬 더 도움이 된다.	☐ 평소 마시던 양의 1/2 ☐ 음주량 상한선 지키기 ☐ 직접 설정 : _____
3	**피할 수 있는 술은 피하기** 술잔을 거절하기가 어려워서 시도조차 하지 않는다면 당신의 다이어트는 성공하기 어렵다. 나의 경우 술자리에서 처음 금주를 선언했을 때 눈총을 받았지만, 이제는 사람들이 나를 위해 무알코올 음료를 주문해 준다. 무엇이든지 처음이 어려울 뿐이다.	☐ 정중하게 거절해 보기 ☐ 직접 설정 : _____

	행동 지침	선택 사항
4	**안주 조절하기** 보통 술자리를 가면 늦은 저녁, 2~3시간 이상 계속해서 기름진 음식물을 섭취하게 되기 때문에 다이어트에 아주 치명적이다. 최대한 건강한 안주를 고르고 과식하지 않도록 양을 정해 보자. (건강한 안주 : 회, 구운 치킨, 두부 김치, 해산물, 샐러드 등)	☐ 건강한 안주 선택하기 ☐ 먹기 전에 얼마만큼 먹을지 미리 정하기 (과식 예방)
5	**건강한 해장 식품 섭취하기** 술을 마신 다음 날에는 해장국과 같은 염분이 높고 고열량인 음식을 찾게 된다. 이는 지난밤 마신 술과 안주에 더불어 다이어트를 망치는 세 번째 요인이다. 가급적 건강한 해장을 하자. 일어나자마자 물부터 한 잔 마셔서 갈증을 없애고 꿀물과, 채소, 과일 등으로 진정한 해장을 해 보자.	☐ 따뜻한 꿀물 + 토마토 ☐ 따뜻한 꿀물 + 배 ☐ 따뜻한 매실차 + 바나나 ☐ 직접 설정 : _____

이 중에서 가장 우선적으로 했으면 하는 항목은 '음주 횟수 줄이기'야. 횟수를 줄이면 안주 섭취와 과음은 자연히 멀어지게 돼. 해장 때문에 고열량 식품을 찾을 일도 줄어들고 말이야. 아래 표는 다이어트하는 사람들에게 내가 제안하는 상한 섭취량이야.

소주(20도)	남 1병, 여 1/2병	맥주(5도)	남 1,000cc, 여 500cc
와인(15도)	남 350mL, 여 175mL(한 잔 175mL)	막걸리(6~8도)	남 800mL, 여 400mL

> **Basic Rules! 이렇게 하면 쉬워요**
>
> 1. 개선하고 싶은 문제 식습관을 두 가지 정도 정한다.
> 2. 문제 식습관별로 다섯 가지의 규칙이 있는데, 이 중 세 가지만 먼저 선택한다.
> 3. 일주일 정도 실천해 보고 지키기 수월하다고 느껴지면 난이도를 높이거나 다른 규칙들을 추가해 나간다.
> 4. 앞의 규칙들이 '노력해야 하는 일'이 아니라 '습관'으로 자리 잡으려면 최소 두 달 정도는 의식적으로 신경 써야 함을 명심하고 조급해하지 않는다.
> 5. 우리는 변할 것이다. 무.조.건.

    쉽게 결정한 사람도 있을 것이고 아직 결정을 못 내린 사람도 있을 것 같네. 하지만 일단 이 책을 읽고 어떤 변화를 결심했다는 점에서 감격 어린 축하를 보낼게!
    다들 알다시피 결심하고 계획을 세웠다고 해서 목표를 이룬 것은 아니야. 결과를 내려면 그에 따른 노력과 시간이 필요해. 특히 식습관 교정을 통해 영구적으로 건강하고 날씬한 몸을 만들 계획이라면 마음을 여유롭게 가져 줘. 빠른 변화를 원하기에는 잘못된 식습관으로 나를 살찌웠던 그 세월이 너무도 기니까.

REAL

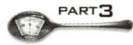

잔혹한 다이어트 여정 중
상처받은 당신에게

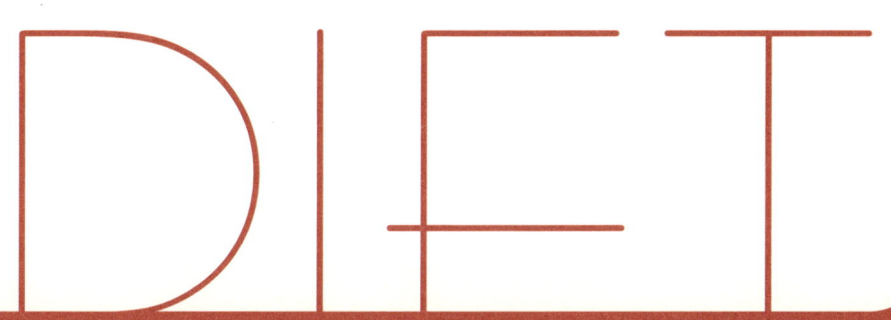

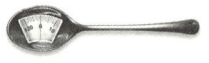

살과 함께
젊음도
사라졌다

다이어트에 성공했다. 거울 앞에 서서 달라진 몸매를 이리저리 구경하다 얼굴에서 시선이 멈춘다. 자고 일어났을 뿐인데 얼굴은 10년이나 늙어 보인다. 살과 함께 사라진 나의 젊음이여…….

예뻐지고 싶어서 힘들게 다이어트 했더니 세월을 정통으로 맞았냐는 소리를 들었다면(혹은 들을까 두렵다면) 지금부터 알려 줄게. 늙지 않고 날씬해지는 법!

다이어트에는 성공했지만 피부에 탄력이 떨어지면서 주름도 생기고, 쉽게 피곤해지고 지친다면 다이어트의 가장 흔한 부작용인 '노화'가 왔다는 신호야. 흔히 살이 빠지면 지금보다 탱탱하고 젊어질 것으로 생각하는데 사실은 그렇지 못한 경우가 더 많아. 특히 나이가 20대 후반으로 넘어갈수록 다이어트를 했을 때 더 훅 늙는다는 느낌을 받게 돼.(세포의 회복력이 떨어지기 시작하는 때니까)

다이어트를 한 사람들이 노화를 겪는 데는 크게 두 가지 원인이 있어. 첫 번째는 피하 지방의 감소로 인한 피부 탄력 저하야. 피하 지방은 피부 바로 밑에 있어서 우리가 꼬집으면 만져지는 지방을 말해. 이것은 살이 쪄 있을 때는 피부밑에 빵빵하게 채워져 있다가 다이어트로 인해 전체적으로 살이 빠지게 되면 바람 빠진 풍선처럼 변해. 사실상 어쩔 수 없는 부분이긴 한데, 최소화하는 방법은 있어. 피하 지방보다는 내장 지방을 소모하도록 하는 거지.

우리 몸에 자리한 지방은 위치에 따라 내장 지방과 피하 지방으로 나뉘어. 내장 지방은 말 그대로 몸의 안쪽 내장 근처에 덕지덕지 붙은 것들이야. 다이어트를 시작하면 내장 지방과 피하 지방이 빠지는데 감사하게도 피하 지방보다는 내장 지방이 먼저 빠져.

그런데 고강도의 운동을 장시간 하거나 식이 요법을 너무 박하게 하다 보면 단시간에 체중이 훅 빠지면서 피하 지방까지 빠르게 소모할 가능성이 높아져.(그러니 단기간에 빠르게 빼려는 시도는 하지 않는 게 좋겠지?) 실제로 단기간에 훅 빼신 분들과 장기간 천천히 빼신 분들을 비교해 보면 건강해 보이는 느낌에서 확연히 차이가 나.

노화가 찾아오는 두 번째 원인은 바로 '활성 산소'야. 활성 산소는 몸에 자연히 존재하는 물질로 세포 간의 신호를 전달하거나 몸에 들어온 균을 처치하는 역할을 해. 문제는 침입한 균뿐만 아니라 우리의 소중한 세포들도 공격한다는 거지. 그러면서 세포의 기능을 저하시키고 노화를 촉진해.

넓게 보면 활성 산소는 암을 유발하는 등 각종 질병의 원인이 되기도 해. 그러므로 장시간의 운동, 흡연, 과음 등으로 활성 산소가 많이 생성되면 인체에 해로울 수밖에 없어.

이 활성 산소의 문제를 해결하기 위해 내가 제안하는 방법은 '항산화Antioxidation 기능'이 들어 있는 식품을 하루에 한 번 꼭 섭취하는 거야.

항산화 기능이 있는 물질로는 비타민A, E, C, 셀레늄, 안토시아닌, 라이코펜, 카테킨 등 여러 가지야. 식품화학 수업 시간이 아니니 이 물질들에 대한 자세한 설명은 하지 않을게. 다만 항산화 기능이 뛰어난 식품에는 어떤 것들이 있는지 알고 넘어가자.

항산화 기능이 있는 식품들

과일류 : 블루베리, 아사이베리, 딸기, 키위, 아보카도
채소류 : 토마토, 브로콜리, 당근, 시금치, 비트
오일류 : 올리브유, 아마씨 오일, 들기름

그 외 : 레드 와인, 녹차, 프로폴리스 등

웬만한 과일과 채소류에는 양의 차이만 있을 뿐 항산화 물질들이 들어 있어. 평소 채소, 과일 섭취만 잘해 줘도 도움이 되지. 앞에서 말한 것들은 그중에서도 효능이 뛰어난 것들이라고 생각하면 돼. 다음은 섭취 시 주의할 점이야.

오일류 : 브로콜리와 함께 먹을 것을 추천해. 오일류에 함유된 항산화 물질은 주로 비타민 E인데 단독으로 많은 양이 들어가게 되면 독성이 유발될 수 있거든. 물론, 그 독성도 장기간 누적됐을 때 문제가 되지만 다른 항산화 물질들이 그 독성을 완화해 주니 함께 먹는 것이 좋겠지? 특히 건강 기능 식품으로 비타민E 함량이 높은 **오메가3를 먹을 때는 채소나 과일과 같이 섭취**하는 것이 바람직한데, 이 점 꼭 기억하고 가자.

프로폴리스 : 강력한 항산화 물질로 유명하지만 벌이 만들기 때문에 꽃가루와 같은 물질이 포함돼 있을 수 있어. 이 때문에 알레르기 반응을 일으키는 경우가 종종 있어서 주의해야 해. 알레르기가 있는지 확인한 후 섭취하도록 하자.

항산화 물질들은 빛, 열, 산소 등에 의해 쉽게 파괴되는 것들이 많아 가급적 조리 과정을 거치지 않고 먹는 것이 좋아. 물론, 위생이나 식감 문제를 해결하기 위해 약간의 조리가 필요한 것들도 있어. 그런 경우 날것으로 섭취하려 애쓰지 않아도 돼.

(항산화 식품들을 어떻게, 얼마나 먹어야 할지 혼란스럽다고? 그럴까 봐 편하게 마실 수 있도록 '항산화 주스 레시피'를 준비했으니 PART 4에서 확인해 보길 바라. 레시피를 만들면서 가장 고려했던 부분은 '맛'과 항산화 물질의 '균형'이니 기대해도 좋아.)

노화를 부르는 식품들

노화를 막는 식품이 있다면 반대로 노화를 촉진하는 식품도 있지 않을까? '블루베리와 토마토를 잔뜩 먹어도 이것을 먹으면 도로 늙는다' 하는 식품, 대표적인 것 세 가지만 알려 줄게.

백설탕 : 백설탕은 세상에서 가장 나쁜 흰색 가루 TOP3로 뽑히기도 했어.(나머지 두 개는 밀가루와 소금) 설탕은 활성 산소의 농도를 높이고 피부 탄력의 공신인 콜라겐을 파괴해서 노화를 촉진하지. 독극물만 아니면 무엇이든 적당하기만 하면 되는데, 요즘 우리가 접하는 식품들은 설탕이 많이 들어가 있어 주의해야 해.

까맣게 탄 고기 : 발암 음식으로도 여러 번 언급됐었지. 고기의 탄 부분은 염증을 유발하는 탄화수소를 함유하고 있는데, 이것은 콜라겐을 파괴시킬 수 있어. 사실 숯불을 이용해서 고기를 구워 먹

는 방식 자체에는 문제가 있어. 고기를 태우지 않더라도 숯에서 올라오는 연기에는 탄화수소 및 발암 물질들이 들어 있거든. 하지만 훈연 향은 너무 매력적이잖아……. 그럴 때는 초벌구이만 숯을 이용해서 하고 나머지는 팬 위에서 굽는 방법을 추천해. 번거롭고 음식점에서 하기는 어려운 방법이지만, 맛에 큰 차이가 없고 젊음을 위해서라면 시도해 볼 만한 가치가 있어.

트랜스 지방 : 트랜스 지방도 한때 뜨거운 논란에 휩싸였었지.(건강에 나쁘다는 이유로) 트랜스 지방은 고온의 상태에서 유지를 오래 가열하거나 액체 상태의 유지를 안정화하기 위해 수소를 첨가하는 과정에서 발생하는 물질이야. 수소를 첨가하면 액체였던 유지가 고체 형태fat로 바뀌는데 이렇게 되면 산패 속도도 느려지고 수송이나 보관 면에서도 유리해지지. 과자, 팝콘, 마요네즈 등의 재료로 종종 사용되는 마가린, 쇼트닝이 대표적인 수소 첨가 경화유야.

위 세 가지 식품은 적당히 먹거나 가능한 피하는 것이 좋겠지? 결국, 젊음을 유지하는 다이어트는 여유 있는 마음가짐과 현명한 식품 선택이 답이야. (그래, 고리타분한 말이지) 한 살 한 살 나이를 먹어갈수록 다이어트뿐 아니라 세상 모든 일에서 쉽고 빠른 길은 많은 것을 잃게 함을 경험해. 아마 이 책을 읽고 있는 당신도 경험하게 될 거야. 어쩌면 이미 경험했거나. 그러니 우리 잃지 말자, 젊음만은.

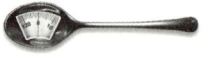

정체기,
내 인생의
암흑기

정체기를 겪고 있는 회원님들을 보면 영화 〈올드보이〉가 생각나. 감금된 방에서 언제 나갈 수 있을지 모르는 상태로 15년간 갇힌 기분이란 바로 이런 것일까. 열심히 하는 사람들조차 슬럼프에 빠지게 하는 이 암흑기는 도대체 어디에서 오며 어디로 (언제) 가는 것일까.

아무런 성과도 내놓지 않는 몸뚱이와 씨름하느라 복장 터진 당신께 한잔의 사이다가 되길 바라며 지금부터 정체기에 대한 본격적인 이야기를 해 보자.

정체기가 괘씸한 이유는 식이 조절이나 운동을 잘하고 있음에도 불구하고 찾아온다는 거야. 거기다 뜬금없이 찾아와서는 언제 갈 것인지 기약도 없지.(정체기가 사람이었다면 이마에 '빡' 소리가 나게 딱밤을 때리고 싶을 듯) 하지만 정체기도 알고 보면 그리 밉상은 아니야. 이번 장에서는 당신과 정체기가 화해하도록 중재자 역할을 좀 해 볼게.

정체기, 어디서, 어떻게 오는가?

먼저 정체기가 왜 오는지부터 알아보자. 정체기가 오는 원인에는 여러 가지 분석이 있어. 그중 가장 대표적인 것이 '체지방은 빠지고 근육량은 늘었지만 결과적으로는 체중에 변화가 없다'인데 여기서 이 경우는 빼고 이야기할 거야. 실제로 체지방과 근육량에 변화가 없는 상태에서도 정체기가 오거든. 여기서는 두 가지 관점을 들어 설명할 거야. 첫 번째는 과학적인 측면, 다른 하나는 나의 경험적인 측면.

먼저 과학적인 측면에서 설명해 볼게. 사람이 비만할 때는 과잉 영양 탓에 몸에서 크고 작은 염증 반응이 진행되는데, 이 염증 반응을 방어하는 전투에는 꽤 많은 열량이 소모된다고 해. 그런데 살이 빠지고 비만이 어느 정도 해결되면 염증 반응도 줄어들고 전투를 위해 굳이 열량을 소모할 필요도 없어져. 그러면 전처럼 운동하고 먹어도 체중에는 변화가 없거나 감량 속도가 더뎌지는 거야.

속도는 줄어들었지만, 몸이 건강해졌다는 신호이니 쾌재를 불러도 되지 않겠어?(이-예!)

두 번째, 정체기를 잘 넘긴 사람들을 지켜본 결과 정체기는 그 체중이 '고착화'되는 시기인 것 같아.(나의 경험적인 측면이라 과학적이지는 않다. 슬프게도) 단시간에 뺀 살은 다시 찌기도 쉬운 거 알지? 열심히 뺀 체중이 완전히 내 것으로 인지되기 전에 운동과 식이 조절을 놓아 버리면 원래 몸 상태로 돌아가기 쉬운데, 정체기는 그 연결 고리를 끊어 주는 역할을 하는 듯해.

예를 들면, 다이어트를 끝내고 다시 많이 먹기 시작해서 체중이 증가하더라도 정체기 때 머물러 있던 마魔의 체중, 그 언저리를 넘기지 않는 현상이 종종 발견됐거든. 이쯤 되면 우리 몸무게에 내려가기도 힘들고 올라오기도 힘든 '어떤 구간'이 있는 것 같다는 생각이 들어.(물론 지나친 폭식엔 무용지물일세)

실제 사례를 들어 설명해 줄게. 나의 지인 A양은 60킬로그램 후반에서 시작해 50킬로그램 중반까지 약 15킬로그램 정도를 감량했는데, 중간에 정체기를 2~3달간 겪었어. 아직 뺄 살이 남은 데다 운동이나 식이 조절에서 어디 하나 흠잡을 데가 없었기에 많이 힘들어하더라고.

하지만 그 시기를 잘 참아 냈고 이후에는 다시 체중이 빠지기 시작하더라고. 그리고 몇 달 뒤, 목표 체중 언저리에 와서는 운동과 식이 조절을 그만뒀어.(좀 덜 움직이고 좀 더 먹기 시작했다는 거지) 그래서 체중이 조금씩 늘었는데 신기하게도 그 '마의 체중' 이상으로 올라가지는 않았어.

요요 현상이 여기서 멈춘 것은 단순히 근육이 늘어서일까? 물론, 그것도 한몫할 테지. 하지만 나는 우리 몸에 제동 시스템이 있어서 그런 거라고 추측해. A양의 경우 근육량에 대단한 변화가 있었던 것은 아니거든.

정체기를 극복하는 가장 현실적인 방법

자, 그렇다면 다음 주제로 넘어가 보자. 정체기를 극복하는 방법은 무엇일까? 확실히 이전에 하던 방식보다 더 고난도로 하면 될 것 같긴 해. 덜 먹고 더 움직이고. 하지만 이미 절식하고 있고 운동도 주 3~4회 이상 하고 있다면 더 피나는 노력을 하라고 권하고 싶지는 않아. 당신이 너무 지칠 테니까.

가끔은 정체기를 깨기 위해서 그런 처방이 필요한 사람들도 있긴 해. 고도 비만에 식사량과 운동량을 크게 조절하지도 않았는데 살이 잘 빠졌던 사람의 경우, 정체기가 오면 식사량과 운동량을 '정상 범위'로 조정하는 의미에서 좀 더 덜 먹고 더 움직이게 할 수는 있어.

하지만 그 외의 경우에 내가 처방하는 방법은 하나뿐이야. '정체기를 인정하고 받아들이는 것.' 우리 앞으로 정체기가 오면 이렇게 생각하자.

'정체기는 내가 건강해져서 많은 질병으로부터 멀어졌다는 기쁨의 소식이며 지금 이 몸무게를 다시는 넘지 않도록 시멘트 칠을 하는 중이다.'

그래 맞아, 나는 FM이야. 진부하고 뻔하지. 하지만 FM은 언제나 정직하고 강력하다는 것을 잊지 마.

"처음에는 우리가 습관을 만들지만, 그다음에는 습관이 우리를 만든다."

– 존 드라이든 John Druden

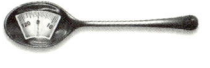

실수 그리고 포기

사람은 완벽할 수 없다. 못 이기는 척 치킨 한 점 들어 올린 손과 토마토 대신 초콜릿을 우물대는 입은 얼마나 인간적인가. 유혹의 마케팅이 난무하는 세상에서 당연히 그럴 수 있어. 다만 그다음의 행동이 중요하지!

상담을 하다 보면 일주일에 최소 한 번은 꼭 '망했어요'라는 말을 듣는 것 같아. 해석해 보면 보통 '치킨 먹었어요', '뷔페 가서 본전 뽑았어요', '알코올과 후끈한 밤을 보냈습니다' 정도가 되지.

그런데 당시에는 즐거워 해놓고 내 앞에서는 다들 시무룩한 표정이야. 나와 혹은 본인과 스스로 한 약속이 있으니. 양심에 가책을 느낀다는 표정이지. 하지만 괜찮아. 당신은 로봇이 아니잖아. 허점과 실수가 많은 인간이지.

식이 조절을 진행하고 계신 회원님께 잘하고 계시는지 물어볼 때가 있어. 그럴 때 '아니오'라고 답이라도 해 주면 다행인데, 죄책감 혹은 좌절감으로 연락이 안 되는 분들이 있어. 무언의 '포기' 선언이지.(다들 잘 지내시죠? 흑흑)

엄청난 음식을 섭취하고 운동을 며칠째 안 나가는 것보다 더 큰 문제가 있는데 바로 좌절감에 잠식되는 거야. 처음에 한두 번 실수했을 때는 '그래! 내일부터 다시 잘해 보자!'라고 할 수 있는데 이것이 반복되다 보면 '나는 뭐하는 인간이지? 무엇 하나 제대로 해내는 게 없네' 하고 자책하게 돼. 나중에는 그런 자기 비난이 힘들어서 다이어트를 그만두게 되고.

이런 식의 '다이어트 시작 – 실수 누적 – 자기 비난 – 다이어트 중단'의 악순환을 여러 번 겪게 되면 나중에는 다시 시작하기도 주저하게 돼. 결과는 불 보듯 뻔하다고 학습된 거지. 괜한 에너지를 쏟았다가 스트레스만 받고 끝날 것 같으니까.

이렇듯 반복되는 실패 경험은 사람을 참 무기력하게 만들어. 하지만 생각해 보자. 반복되는 실수 때문에 포기를 선택하게 된다면 그게 가장 큰 실수이지 않을까?

피트니스 센터에서 만난 한 유쾌한 자매 이야기를 해 줄게. 그 둘은 다이어트를 목표로 운동을 시작했어. 운동 시간 때문에 항상 둘이 동시에 상담을 받았지. 두 사람은 사이가 좋아서 저녁이면 야식을, 주말이면 맛집을 함께 탐닉하고는 했어. 다이어트 식단 일기 대신 맛집 탐방 목록을 해맑게 내미는 그녀들이었지. 내가 걱정하기라도 하면 자매는 깔깔 웃으면서 이렇게 말했어.

"너무 맛있어 보여서요."

"여기 진짜 맛있으니 다음에 꼭 가 보세요."

그렇게 상담은 '기승전맛집'으로 끝나기 일쑤였으나 마무리 멘트는 '다음 주에는 정말 열심히 하겠습니다'였어. 처음에는 나도 걱정이 됐어. '이렇게 하다가 살이 안 빠지면 내 탓을 하지는 않을까' 하는 생각도 들었고. 그런데 그녀들은 그런 크고 작은 실수들을 하면서도 포기하지 않더라고. 그러다 3~4달이 지났을 무렵에는 눈에 확 띌 정도는 아니었지만 건강하게 바뀌어 가는 것이 보였어.

그때 문득 크고 작은 실수들에 연연하며 자책하다 스윽 사라지신 분들이 생각났어. 이후에 우연히 확인하게 된 결과지만, 그렇게 사라지신 분들은 3~4개월 뒤에 아무런 변화가 없었어. 그들의 다이어트 인생은 여전히 험난했고.

완벽하게 하지 못한 것은 두 쪽 다 마찬가지인데 결과는 전혀 달랐어. 이거 정말 한 끗 차이더라고. 실패의 경험에 잠식되느냐 아니냐, 그 차이야.

본인은 실패의 경험에 잠식된 지 오래고, 의지는 쉰 김치와 같다면 한번 이렇게 생각해 보자. 식이 조절을 완전히 망친 적도, 매일매일 머리로만 생각하고 실행에 옮기지 않은 날도, 요요 때문에 슬펐던 적도 없다고 말이야. 그렇게 생각했을 때도 당신은 지금처럼 주저하고 무기력할까?

과거의 기억이 당신을 작아지게 만든다면 까짓 잊어버리자. 별것 아니라고 생각하자. 좀 뻔뻔해지자 우리. 그 유쾌한 자매처럼!

물론, 너무 뻔뻔해져서 어떤 노력도 안 하는 것은 안 돼.(단호) 잦은 실수가 찾아올 때는 무리한 목표와 계획은 아니었는지 반드시 점검해 봐야 해. 실수할 수밖에 없는 환경을 자초했다면 긍정적인 생각 이전에 계획 수정이 필요한 거니까.

반드시 계획은 작은 성공의 경험을 축적할 수 있는 쉬운 것들로 설정해 주길 바라. 실패의 경험이 치명적이듯 성공의 경험 또한 강력하거든! 계획 점검 후에도 문제가 없다면 남은 일은 단 하나! 실수를 딛고 다시 일어서면 돼. 아무 일 없던 것처럼. 천 번이든 만 번이든!

"실패는 우리가 어떻게 대처하느냐에 따라 정의됩니다."

– 오프라 윈프리 Oprah Wintrey

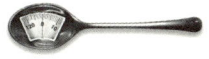

난 태어날 때부터 뚱뚱했어

 사람들은 대개 뚱뚱해지는 이유를 '많이 먹어서, 게을러서, 움직이지 않아서'라고 생각해. 그중에는 '네가 뚱뚱한 것은 네 탓이니 너는 비난받아 마땅하다'라는 태도를 보이는 몰상식한 사람들도 있어. 그래서 오랫동안 비만이었던 사람들일수록 자신감도 없고 외모 평가에 민감하게 반응해. 그런데 정말 그럴까? 비만의 원인, 생활 습관이 전부일까?

 비만은 생활 습관이나 환경 등의 후천적인 요인으로 형성되는 경

<u>우가 많아.</u> 그래서 사람들이 뚱뚱한 몸매에 대한 비난을 너무도 쉽게 하는 것 같아. '노력만 하면 될 텐데 안 하는 네가 문제다' 이거지.

그런데 참 많이, 잘도 먹는데 그에 비해 살이 찌지 않는 사람이 있어. 피트니스 센터 영양사를 하면서 만난 사람들 중에는 삼시 세끼 기름진 것만 찾아 먹어도 말라서 고민이라는 사람들이 꽤 있거든.

그러므로 나는 식습관, 생활 습관도 문제지만 분명 타고난 무언가가 우리 몸을 지배하고 있음에 크게 동의해. 당신이 어려서부터 뚱뚱한 몸을 유지해 왔다면 잘못 살아서가 아니라 그냥 자연스럽게, 그런 몸매를 갖도록 날 때부터 프로그래밍이 되어 있었는지도 모른다는 거야.

몸매는 타고나는 것일까, 관리하는 것일까

몸매에 영향을 미치는 요인은 크게 두 가지로 구분할 수 있어. 생활 습관과 유전. 생활 습관은 식습관을 포함해서 운동량, 자세, 수면 등을 종합한 것을 말해. 유전은 말 그대로 부모님이 각자에게 물려주신 DNA, 내가 감히 선택할 수 없던 그 무엇이지.

유전자와 비만과의 관계는 생활 습관만큼 명확하게 보이지 않아 비난의 화살을 쉽게 피해 가는데, 그래서는 안 돼. 유전자의 역할이 생각보다 꽤 중요하더라고.

2015년 2월에 발표된 미국 노스캘리포니아대학 Karen Mohlke

박사팀은 '비만 위험도를 높이는 유전자가 위치할 가능성이 높은 장소 수백 개를 발견했다'고 발표했어. 단순히 가능성을 밝힌 연구라고 해도 '수백 개'라는 숫자는 무시할 수가 없지.

비슷한 시기에 발표된 국제 공동 연구진 GIAT*의 연구도 흥미로워. 전 세계 30만 명의 DNA를 분석한 결과 생활 방식보다는 DNA에 의해 초래되는 비만이 20퍼센트 이상으로 보인다고 발표했거든. 이는 세계적인 학술지 〈네이처Nature〉에도 실렸을 만큼 신뢰도 높은 연구야. 이 연구에서 20퍼센트라고 이야기한 것은 '이것은 명백하게 유전의 영향이다'라고 말할 수 있는 인구가 그 정도라는 것이지, 나머지 80퍼센트의 비만 인구가 유전자의 영향으로부터 자유롭다고 이야기한 것은 아니야.

이렇듯 유전과 생활 습관은 우리 몸매에 영향을 미치는데 그중 누가 더 힘이 셀까? 나는 생활 습관보다는 유전자가 더 우세하다고 생각해.(많은 비만 학자들이 동의하는 사실이야)

유전자는 단순히 남들과 똑같이 먹고도 살이 더 찌게 하는 오장육부뿐 아니라, 호르몬 조절에도 영향을 미쳐. 남들보다 식욕을 통제하기 어려울 수도 있고 쉽게 우울감에 빠지게 해서 초콜릿 등을 찾게 할 수도 있지. 이렇듯 넓은 의미로 확장해 보면 비만은 유전자의 영향을 더 받는다고 생각할 수밖에 없어.

---

* 몸무게와 키, 체형과 유전자의 관계를 규명하고 있는 국제 공동 연구진

그렇다고 '모든 것이 유전자 때문이니 포기하고 사세요'가 이번 장의 결론은 아니야. 남은 인생을 부모님 탓만 하며 보내는 것은 너무 소모적이잖아. 그렇다면 정말이지 달라지는 것은 없을 테니까. 유전자의 영향력이 강하다고 해도 무엇을 먹을지, 운동을 할 것인지 말 것인지는 결국 당신 몫이야. 최소한 이것은 선택 가능한 문제이니 잘된 일이지.

이번 장에서는 뚱뚱한 몸매를 가지고 함부로 사람을 판단해서는 안 되고, 판단할 수 없음을 과학적으로 증명하고 싶었어. 그러니 용기를 내. 남들이 나에게 보내는 편견 어린 시선 따위는 코웃음 치며 무시해 버려. '네가 내 DNA를 알아? 이 무식한 것아' 이렇게 생각하자고.

사실, 나도 이 일을 시작하기 전에는 뚱뚱한 사람들에 대한 편견이 있었어. '저 사람은 왜 노력을 안 할까? 분명 게으를 거야' 하며 쉽게 판단하고 정죄했어. (내가 멍청했지) 하지만 이 일을 하면서 남들보다 적게 먹고 많이 움직임에도 평균 이상의 몸무게로 사는 사람들을 많이 만나고, 쉽게 단언할 수 없는 그들의 노력과 고충을 알게 된 뒤로는 생각이 달라졌어.

그래서 이 자리를 빌려 알게 모르게 나에게 정죄 받은 사람들에게 사과하고 싶어. "미안해요, 정말. 앞으로 제 인생이나 똑바로 살겠습니다."

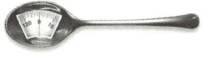

다이어트만
생각하면
우울해요

살을 빼서 예뻐지고 싶은 마음은 누구보다 간절한데 다이어트는 너무도 힘들게만 느껴진다면, 번번이 실패해 몸도 마음도 많이 무너졌다면…… 다이어트에 대한 생각만으로도 기분이 울적할 거야. 그런데 그거 아니? 다른 게 아니라 그 마음이 다이어트를 좌지우지한다는 것.

나는 영양사이지만 수년간 상담을 해 온 상담가이기도 해. 다이어트를 하고 싶어 하는 사람들을 적어도 수백 명은 만나 봤을 거야.

그중에는 개인적으로 친해져서 깊은 대화까지 나눠 본 사람도 꽤 있어. 그러면서 형식적이고 딱딱한 다이어트 방법만 오고 가는 것이 아니라 어떤 마음으로, 어떤 이유에서 다이어트를 하는지 자세히 듣게 됐어. 그리고 그 생각과 감정을 가지고 잘하고 있는지도 자연스럽게 지켜보게 되었지.

그렇게 오랜 시간 많은 사람들을 만나며 쌓인 데이터를 정리해 보니 한 가지 명확한 통계가 나왔어. 포기가 가장 빨랐던 사람들, 그래서 실패하기 쉬웠던 사람들의 공통점을 알게 됐지. 그것은 바로 '우울감'이었어. 우울감에 젖은 사람들은 어떻게 어르고 달래도 그들이 원하는 수준의 노력을 끌어내기가 참 힘들더라고.(그래, 물론 나의 능력 부족도 있었을 거야)

다이어트의 성패는 우울감 같은 감정과는 별개로 개인의 의지에 달려 있다고 생각하는 사람들이 많아. 심지어 다이어트를 포기하는 본인조차도 의지 문제라고만 생각해.

나도 이 일을 시작하기 전까지는 그렇게 생각해 쉽게 자책하고, 누군가를 손가락질했어. 그런데 가만히 들여다보니 의지의 문제이기 전에 마음의 문제인 경우가 생각보다 많더라고.

우울증의 가장 기본적인 증상은 '모든 일에 의욕이 없어지는 것'이야. 누구보다 예뻐지고 싶은 욕구가 강함에도 그 욕구가 지속적인 노력으로 이어지지 못하는 것은 쉽게 의욕을 잃어버리기 때문이야. 그 날 컨디션의 영향을 받고, 주변 사람들의 말 하나하나에 영향을 받고, 심지어 날씨의 영향도 받지. 딱히 큰일이 있던 것도 아닌데 갑자기 모든 의욕이 사라지며 운동 대신 집에 누워 과자나 주워 먹고 있게 된다고.

그런데 그렇게 쉬면서는 마음이 편할까? 그렇지 않을 거야. '이러고 있을 때가 아닌데, 나 또 이러고 있구나', '정말 한심하다', '답답하다'라고 수도 없이 되뇌고 있을 텐데 편할 리가. 그렇게 악순환인 거야. '시도 → 포기 → 자책'을 반복하면서 마음과 시간을 갉아먹는 악순환.

본인이 가장 잘 알아. 이런 마음 상태에 대해서는. 그런데 그런 상태에서도 자신이 무너지는 이유를 단순히 의지가 없어서라고 여겨 손가락질했다면 다시 생각해 보자. 왜 이렇게 힘이 안 나고 푹 푹 꺼지는지. 그런 뒤 그 이유가 무엇이든 스스로를 다독여 주자. 어쩌면 당신에게는 납득할 만한 사연이 있든 없든 토닥여 주고 위로해 줄 사람이 필요했던 것인지도 모르니.

사실, 난 전문 상담가는 아니라 우울을 극복하는 방법에 대해서는 알려 줄 수 없어. 대신 지금까지 내가 만난 '다이어트에 쉽게 성공하던 사람들'의 마음에 대해서는 알려 줄 수 있어.

다이어트에 성공하는 사람들의 마음가짐

첫째, 그들은 조급해하지 않았어. 살을 빼고는 싶지만 체중에 크게 연연하지 않았지. 이것만으로도 스트레스를 충분히 덜 받았을 거야.

둘째, 실수를 안타까워하기는 하지만 큰 의미를 두지 않았어. 오래 후회하며 패배자 코스프레를 하지 않더란 말이지.

셋째, 남을 탓하거나 핑계 대지 않았어. 문제에 봉착했을 때 자기가 해야 할 일이 무엇인지, 어떻게 하면 잘 해낼지 그것만 고민했어.

넷째, 내일을 걱정할 시간에 오늘 하루를 열심히 살았어. 내일의 고통을 들여다보며 미리 스트레스받지 않았다는 거야.

끝으로 그들은 자기애가 강했어. 자신을 비난하는 데 시간과 감정을 소모하지 않았지. 자기 비난은 다이어트뿐 아니라 인생의 모든 문제를 놓고 봤을 때 정말 치명적이야. 할 수 있는 일도 하지 못하게 만들고, 외모나 환경에 관계없이 매력 없는 사람으로 만들어 버리니까.

만약 친구가 당신을 볼 때마다 "넌 성형 좀 해야겠다", "네 뱃살 완전 혐오스러워", "왜 그렇게 생겼냐?"라는 말을 한다고 생각해 보자. 아마 따귀를 후려치고 싶을걸.

그런데 매일 거울을 볼 때마다 그런 말과 생각을 한 것은 아닌지 생각해 봐. 만약 그랬다면 따귀는 당신이 맞아야지. 스스로에게 너무나 자주 그런 말을 했는데 어떻게 기운이 빠지지 않고 버티겠어. 어떻게 우울하지 않을 수가 있겠느냐고.

그러니 자신을 괴롭히는 일은 이제 그만 멈춰 줘. 대신 '사랑스럽다', '예쁘다', '넌 특별하다' 등 다른 사람들로부터 듣기 원했던 말이 있다면 지금부터 스스로에게 해주자.

이게 무슨 어색한 독백인가 싶겠지만 말에는 힘이 있어서 언젠가는 그 말에도 진심이 담기게 될 거야. 그리고 그때 비로소 다이어트가 쉬워질 거라고 믿어. 그럴 수 있는 내적인 힘이 생겼을 테니까. 그러니 당신도 속는 셈 치고 믿어 봐.

내 마음을 움직이는 것이 세상에서 가장 힘든 일처럼 느껴질 때가 있어. 하지만 노력해 보면 달라지지 않을까? 마음은 이 세상에서 내가 유일하게 휘두를 수 있는, 오로지 내 소유니까.

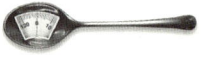

엄마,
나 마음에
안 들죠?

다이어트를 할 때 엄마(외 가족들)는 아군이면서 적군인 경우가 많아. 생각보다 많은 다이어터들이 가족들의 부적절한 조언과 비난이 두려워 제대로 된 다이어트를 못 하지. 그러니 지나친 간섭과 비난은 현명하게 거절할 필요가 있어. 모두가 원하는 그 목표를 위해.

다음은 나에게 어느 다이어터가 보낸 한 통의 이메일 전문이야.

다이어트 관련 글을 찾아보다가 선생님의 글을 보게 되었습니다. 저는 태어나서 지금까지 한 번도 말라 본 적이 없습니다. 그래서 살 때문에 어머니랑 정말 많이 싸우고, 어떨 때는 정말 죽고 싶다는 생각이 들 정도로 스트레스를 많이 받습니다. 그러면서 자신감도 떨어지고 남의 시선도 많이 의식하게 되고, 작은 일에도 살에 관련된 말이라면 화부터 내고 소심해집니다. 문제점을 제가 너무도 잘 알고 있고 어떻게 하면 해결되는지 알고 있지만, 실천이 잘 안 되는 것이 너무도 힘듭니다.

엄마는 친구 딸을 예로 들면서 '걔는 성공하는데 너는 왜 못하니', '의지가 그 정도여서 어떻게 살겠니', '너만 보면 답답하고 짜증이 난다'라고 말씀하십니다. 그럼 저는 그냥 고개를 숙이고 울고만 있습니다. 이제는 얼굴만 봐도 살 이야기를 하시며 한숨을 쉬셔서 피해 다니게 되었습니다.

너무 답답해서 이런 이야기를 어딘가에 하고 싶었는데 말할 사람은 없고, 친구들한테 하자니 친구들이 어떻게 생각할까 싶어 말도 못 하고 너무 답답했습니다.

요즘은 정말 살고 싶은 생각이 안 들 정도로 너무 괴롭습니다. 이런 이야기를 갑자기 메일로 보내서 정말 죄송합니다. 너무 답답하고 어떻게 해야 할지 몰랐는데 우연히 이메일 주소를 알게 되어 메일을 보냅니다. 실례가 됐다면 정말 죄송합니다. 늦은 시간에 정말 죄송합니다.

메일을 읽고 마음이 아팠어. 살이 뭐기에. 반복되는 '죄송합니다'도 마음을 무겁게 했어. 다른 사람들의 평가를 두려워하는 듯한 마음이 느껴졌거든.

이 메일을 받고 한 회원님이 생각났어. 체중 감량이 목적이어서 식단 관리를 받고자 찾아왔는데 옆에는 그분의 어머니가 계셨었지. '부모님이 동행하는 경우는 흔치 않은데……'라고 생각하며 불안해하고 있었는데 예감은 틀리지 않더라고. 나도, 당사자도 원치 않는 방향으로 상담이 흘러갔어.

가장 불편했던 것은 내가 하는 질문의 대부분을 당사자가 아닌 어머니께서 대신 답변해 주셨다는 거야. 굳이 불필요한 자기 생각까지 덧붙여서.

"어휴, 얘는 채소는 먹지를 않아요."

"방구석에서 나오지를 않아요."

"어렸을 때부터 뚱뚱했는데 노력을 안 해요."

"보고 있으면 답답해요."

얼마나 부끄러웠을까. 처음 보는 사람에게 자신의 부족한 모습을 그런 방식으로 들키는 것이. 엄마라는 사람이 공개적으로 자신을 못마땅해하는 것은 또 얼마나 속상했을까. 그래서인지 상담받는 내내 표정이 어둡고 땅만 쳐다보더라고.

건강에 적신호가 들어올 만큼 비만임에도 불구하고 다이어트를 시작하지 않는 사람들이 있어. 그중에는 실패했을 때 가까운 사람들의 비난을 피하고 싶어서인 경우가 많아.

가족들은 그 쓴소리를 사랑으로 포장하지. 사랑하기 때문이라고, 관심이 있어서 그러는 거라고, 남이면 그러겠느냐고. 맞아, 남이라면 절대로 그렇게 말하지 않지.

정말이지 그런 잔소리를 하는 사람들에게 난 묻고 싶어. 그 걱정하는 마음에 비난하고 싶은 마음은 조금도 없었는지. 답답하다고, 미련하다고 생각하는 마음은 추호도 없었는지. 자신의 힘으로 상대를 어떻게든 바꿔 보겠다는 생각이 정말로 없었는지.

비만한 사람들, 그래서 자존감이 낮은 사람들은 다른 사람들이 자신에게 하는 평가에 민감하기 때문에 말속에 숨겨진 의도를 잘 파악해. 아무리 사랑을 외쳐도 그 안에 가시를 느낀다고. 정말로 그들을 위한다면 '언제든 도움이 필요하면 말해'라고 해 줘야 해. '난 언제나 네 편이야'라고 해 줘야 해. '지금도 충분히 사랑스럽다'고 해 줘야 해.

혹시 이런 말이 뚱뚱한 누군가를 게을러지게 할까 봐 걱정된다면, 절대로 그렇지 않다고 나는 단호하게 말할 수 있어. 물론, 당장은 그래 보일지도 몰라. 느슨해진 잔소리에 몸을 싣고 느슨하게 살 수도 있어.

하지만 다이어트는 스스로 결심해야 해. 자기 주도적으로 하지 않는 일은 오래가기 힘드니까. 가족들의 등쌀에 떠밀려 하는 일에는 분명 한계가 있기 마련이니까.

잔소리하는 사람도 감정의 골이 깊어지면 도리어 역효과만 낸다는 것을 알고 있을 거야. 수도 없이 잔소리를 했으나 매번 같은 결과에 도달했을 테니까. 그것을 알면서도 자기 마음에 들지 않는다고 상대만 비난한다면 그것도 문제인거야.

그럴 때는 방법을 제안하고 핀잔을 주기보다는 응원해 줘야 해. 그리고 기다려 줘. 사랑하는 가족이 타인의 시선과 평가를 넘어 자기 자신과 제대로 마주할 수 있게.

그리고 당신, 잔소리와 실패감에 치여서 주저하고 있다면 반드시 기억해야 할 것이 있어. 주변 환경이 어떻든 본인이 변하지 않으면 아무런 일도 일어나지 않아. 정말로 자신을 사랑한다면 당신 또한 스스로를 그렇게 둘 수 없을 거야.

메일 그 후의 이야기

메일에 답장을 보냈다. 요약하면 이런 내용이었다.

'부모님을 원망하지 말고 이해해 주세요. 그리고 분위기가 좋을 때 차분한 상태에서 진지한 대화를 해 보세요. 어떤 기분과 감정을 느끼는지요.'

그리고 한 달 뒤, 잘 지내고 계시는지 궁금해서 메일을 보냈고 답장이 왔다.

> 며칠 전 어머니와 살과 다이어트에 대해서 조금 깊이 이야기를 했습니다. 이제 어떻게 할 것인지, 엄마가 어떻게 해 줬으면 좋겠냐는 이야기를 나누면서 솔직하게 말씀드렸습니다. 엄마가 옆에서 많이 도와주고 신경 써 주시는

것은 잘 알지만 나는 그냥 엄마가 나를 응원만 해 줬으면 좋겠다고. 최근 들어 엄마랑 같이 옆에 있는 것도 불편하고 싫었다고, 나도 그런 감정이 드는 것이 싫고 그러면 안 된다는 것을 알지만 나도 모르게 그런 마음이 든다고요. 어머니께서는 그 정도인 줄은 몰랐다고 하셨습니다. 이제는 살 이야기를 하지 않겠다고, 바로 고쳐질 수는 없지만 최대한 노력하겠다고, 그러니 그런 마음을 안 가졌으면 좋겠다고 하시며 좋게 이야기를 나누었습니다. 이제는 정말 저를 믿고 응원해 주겠다고 하셨어요.^^

메일을 받고 용기 있는 사람이라는 생각이 들었다. 가족 간의 극심한 갈등은 겪어 본 사람만이 안다. 대화의 시작조차 어려울 때가 얼마나 많은지. 하지만 진심은 통하게 되어 있다. 가족이니까.

"내가 정말로 나 자신을 사랑하기 시작했을 때, 나는 건강에 해로운 모든 것에서 벗어났다. 음식, 사람, 사물, 상황 등. 나 자신에서 벗어나 끊임없이 나를 끌어내리는 모든 것에서 해방되었다. 처음에는 그것을 건전한 이기주의라고 생각했지만 요즘 나는 그것이 '자기애'라는 것을 안다."

— 찰리 채플린 Charles Spencer Chaplin

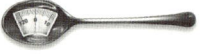

내가
아름답고 싶은
이유

이번 장에서는 우리 한번 솔직해져 보자. 당신, 왜 살을 빼고 싶은 거야? 왜 지금의 모습에서 만족하지 못하는 거지? 만약 이 질문에 대한 답이 단번에 떠오르지 않는다면, 모호한 답변만 떠오른다면 한번 생각해 볼 필요가 있어. 우리는 왜 아름답고 싶은 것일까.

이 일을 하면서 문의 메일을 참 많이 받았어. 자신의 사연을 이야기하며 '살을 빼려면 어떻게 해야 하나요?' 하는 질문들 말이야. 온라인상이라서 그런지 사람들이 솔직하게 자기 이야기를 했던 것 같아. 거식증에 걸릴 정도로 체중에 연연하는 사람, 주변의 차가운 시선에 못 이겨 다이어트를 결심한 사람, 살찐 몸 때문에 자살하고 싶었던 사람, 본인의 리즈 시절을 되돌리고 싶은 사람 등.

다양해 보이지만 이런 사연에는 공통점이 있었어. 다른 사람들이 자신을 어떻게 보고 있을지 두려워하고 있다는 것. 상처받을 준비를 하고 있다는 것. 혹시라도 오해는 하지 마. 비난하고자 하는 마음은 눈곱만큼도 없으니까.

종종 자신을 아름답게 꾸미는 것이 오로지 '자기만족' 때문이라고 이야기하는 사람들이 있어. 난 여기에 동의하지 않는 편이야. 때때로 그 대답은 솔직하지 못하다고 생각하지. 그 '꾸밈'이 본인이 속한 사회의 문화나 유행을 반영하고 있다면 그것은 간접적으로라도 그 사회 구성원들의 영향을 받은 것이니까. 누군가의 시선이나 미적 가치관으로부터 자유롭지 못하다고 생각해.

결국, 우리가 외모를 신경 쓰는 것은 직접적으로든 간접적으로든 '타인의 시선'과 연결되어 있다고 봐. 생각해 봐. 만약 지구에 나밖에 없다면 어떨지.(그렇다면 나는 당장 지금 입고 있는 불편한 옷들을 벗어 던지고 뱃살과 엉덩이를 출렁거리며 뛰어다니겠어)

나는 어릴 적 집안 사정으로 인해 전학을 자주 다녔어. 어린 나이에 새로운 환경에 적응하기란 쉽지 않았지. 그때 나는 '사람들이 나를 어떻게 생각할까?', '내 이미지를 어떻게 만들어야 할까?' 하는 참으로 어린아이다운 고민을 많이 했던 것 같아.

그렇게 초조한 마음으로 전학을 다닐 때 그간의 고민이 무색할 만큼 좋은 친구를 만나 잘 적응한 적도 있었지만, 그렇지 못한 때도 있었어. 마지막으로 다녔던 초등학교는 왕따 문화가 너무 심했거든. 그리고 나는 굉장히 자주 그 문화의 피해자가 됐지.

5학년 때 급식을 받으러 식당으로 들어가지 못하고 화장실에 숨어 혼자 숨죽여 울었던 날이 아직도 기억나. 그 날 나는 변기 옆에 있던 파란색 세제를 들이켜야 하나 진지하게 고민했어. 화장실에 들어가는 것보다 그 문을 열고 나가는 데 더 큰 용기가 필요했던 그 날이 아직도 생생해.

지금 생각해 보면 별것 아닌 일에도 힘들어하는 어린아이의 투정으로 보이지 않느냐고? 글쎄……, 지금 나는 그때의 이야기를 편하게 할 수는 있지만, 그때를 떠올리면 아직도 마음 한구석이 어두워져. 당시 나를 힘들게 했던 모든 사람이 지금 잘 지내지 않았으면 하는 나쁜 마음도 올라오고.

오로지 그때의 상처 때문이라고 할 수는 없지만, 확실히 그 시기 이후로 나는 다른 사람들이 나를 어떻게 평가하는지에 민감해졌어. 인정받지 못하면, 누가 나를 흉보는 것 같으면 계속 나의 모습을 돌아보면서 그 원인을 찾았어. 그때 어떤 부족함이라도 발견되면 분노하고 우울해 했지.

그러면서 '내가 지금보다 예뻤다면', '키가 더 크고 날씬했다면' 하는 결론을 내렸어. 예쁘고 잘 생기면 별다른 노력을 하지 않아도 주변에 사람들이 모였고 관심을 받았으니까. 난 그래서 예뻐지고 싶었어. 관심받고 사랑받고 싶었으니까.

그 이후로 나는 어떻게 됐을까? 예뻐졌을까? 콤플렉스를 극복했을까? 노력의 산물인지 세월의 도움인지 그 삐뚤어진 초등학생은 전보다는 예뻐졌어. 스무 살이 되어서는 살도 빠졌지. 확실히 이전보다 다른 사람들의 관심을 많이 받는 사람이 되었지만 거기에 내가 만족했을까?

아니 전혀. 속사람이 달라진 것은 아니었거든. 나는 여전히 다른 사람과 나를 비교하며 불만을 쌓아 갔어. '키가 조금 더 크고 날씬했다면', '얼굴이 조금 더 작았다면', '피부가 더 하얗고 깨끗했다면' 했지.

이 일을 하면서 날씬해지기 원하는 사람들을 참 많이 만났어. 사실 그런 사람들만 만났다고 해도 과언이 아니지. 그들은 지금보다 더 매력적이게, 더욱 아름답게 보이기를 원했어. 이미 충분히 멋진 사람들마저도. 그리고 그 생각은 본인의 자각과는 관계없이 '사랑받고 싶다'는 욕구로 귀결된 듯했어.

너무 비약적인 결론이라고 생각해? 그래, 그럴 수도 있어. 사랑받기 위해 발버둥 쳤던 나의 시선의 한계일지도 모르지.

내가 다이어트 책에서 난데없이 이런 심도 있는 화제를 꺼내는 이유는 당신의 다이어트가 누굴 위해서인지 생각해 보길 바라서야. 물론, 외모지상주의가 만연한 대한민국 사회에서 '나는 이 사

회의 모든 미적 기준을 거부한다'라는 태도로 살 수는 없어. 그러기 정말 어렵지.(딱히 권장하지도 않고)

하지만 반드시 알았으면 하는 것이 있어. 아름다움은 당신이 만족할 만한 수준의 사랑과 관심을 확보해 주지 못해. 자신의 모습을 있는 그대로 사랑하고 아낄 준비가 돼 있지 않다면 당신은 낮은 자존감을 가지고 계속해서 불행할 수밖에 없어.

20대 중반쯤이었나⋯⋯ 집안 경제가 무너지면서 가정불화가 끊이지 않던 날, 친구들로부터 하찮은 대우를 받으며 배신감에 치를 떨었던 날, 마음이 바닥에 내동댕이쳐지듯 짝사랑이 끝나던 날, 그런 잡다하고 날카로운 날들이 내 자존감을 바닥으로 끌어 내리던 때가 있었어. 그때 고단한 마음을 이끌고 화장실에 들어갔다가 마흔 살 쯤 돼 보이는 굉장한 얼굴을 한 나와 만났어.

그때 나는 그 얼굴이 한숨 나오도록 싫었어. 저런 얼굴을 하고 있는 내가, 저렇게 매력적이지 못한 내가, 너무 쉽게 죽음을 상상하는 내가 싫었어.

그런 생각을 하며 거울을 바라보고 있는데 문득 살벌한 표정의 내가 눈에 들어왔고 동시에 소름이 끼쳤어. 누군가 나를 그렇게 경멸스럽다는 듯이 보는 것은 태어나서 처음이었으니까.

생각해 보니 나는 누구도 나에게 한 적 없는 수위 높은 비난을 스스로에게 매일, 정말 매일 하고 있었어. 내가 나한테 그러는 거니까, 나는 나니까, 자연스럽게 생각해 왔던 그런 생각들이 나를 얼마나 위축시키고 있었을까, 나를 얼마나 우울하게 만들었을까. 그때 알았어. 내가 제일 나쁜 년이었던 거야.

결국, 그날은 나에게 터닝 포인트가 됐어. '남들 생각은 내가 못 바꿔도 내 생각은 내가 바꿀 수 있다. 그러니 나라도 나를 아끼고 사랑해야지'라는 마음을 갖게 됐어.

지금도 나는 스스로를 충분히 사랑해 주지 못하는 나와 매일같이 싸워. 아마 죽을 때까지 피 터지겠지. 그래도 지금은 '지금의 약한 모습 그대로, 나의 본모습 그대로 사랑받을 자격이 있다'라는 따뜻한 메시지를 항상 기억하고 있어. 노력하지 않아도.

가끔은 그런 상상을 해. 어른이 된 내가 어릴 적 나를 만나는 상상. 그러면 나는 상처받아 삐뚤어진 그날의 나를 으스러지게 꼭 안아 주고 싶어. 그리고는 '모두에게 사랑받을 필요 없어. 넌 지금 모습 그대로 사랑스러워'라고 이야기해 줄 거야. 아주 확신에 찬 표정으로. 마치 그게 세상의 진리인 것처럼.

REAL

맛 보장 영양 보장 레시피

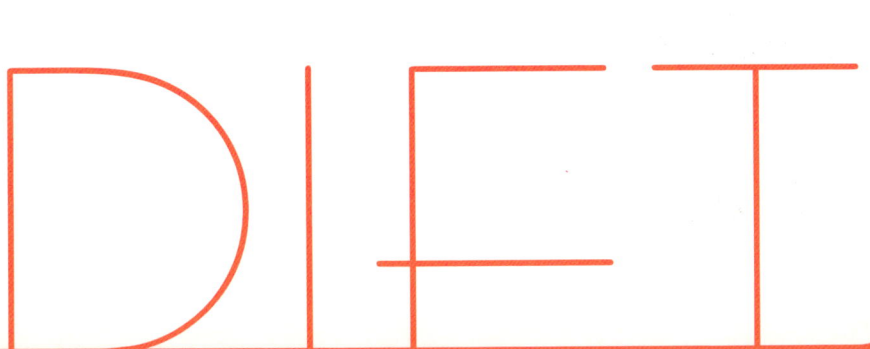

젊음이여 영원하라, 항산화 주스

노화의 주범인 활성 산소를 제거해 주는 항산화 물질이 풍부한 기능성 주스! 특히 잊지 못할 맛을 담고 있으니 기대하며 마셔 보자.

맛 ★★★★★
난이도 ★

🥘 필요한 재료(2인분 기준)

- 블루베리 1컵, 토마토 1컵, 비트 1/2컵, 홍초 1/4컵, 물 1컵
  (컵은 종이컵 기준)
- 추가하면 좋은 재료 : 셀러리 0.5컵

🍲 요리 순서

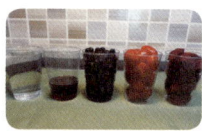
재료를 분량대로 준비합니다.

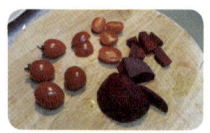
토마토와 비트는 깍둑썰기를 해 주세요. 특히 비트는 억세서 잘 안 갈리니 작게 썰어서 넣을수록 좋아요.

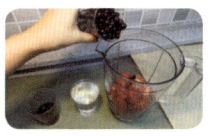
믹서에 모든 재료를 넣고 갈아 주세요. 셀러리(0.5)를 추가하면 보다 신선한 맛이 나요.

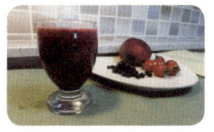
믹서로 충분히 갈아 주면 매력적인 와인 색의 항산화 주스가 완성됩니다.

재료 이야기

블루베리와 비트에는 강력한 항산화 물질인 안토시아닌Anthocyanin이 풍부하고 토마토에는 리코펜Lycopene이라는 항산화 물질이 들어 있어. 성인병을 예방하는 슈퍼 푸드로 잘 알려진 것들이지. 홍초는 여러 가지 유기산이 들어 있어서 피로 회복에 좋은데, 특히 운동 후 형성된 젖산을 분해하는 데 도움이 된다고 해. 피곤할 때, 활성 산소가 많이 발생하는 운동 후에 챙겨 마시면 좋은 주스야.

뚫려라 대장아, 쾌변 주스

식이 섬유가 풍부한 재료들이 한데 모였다. 다이어트 중에 변비가 찾아왔다면
쾌변 주스가 답! 달콤 통쾌한 주스로 장 건강을 지켜 보자!

맛 ★★★
난이도 ★★

필요한 재료(2인분 기준)

- 푸룬 0.5컵, 사과 1컵, 적채 1컵, 물 2컵
  (컵은 종이컵 기준)
- 추가하면 좋은 재료 : 셀러리 0.5컵

요리 순서

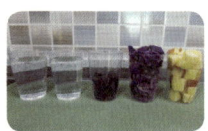
재료를 분량대로 준비합니다.

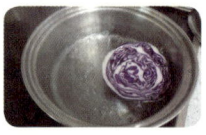
적채는 끓는 물에 30초 정도 데칩니다. 데친 후에는
찬물에 한 번 헹궈 주세요.

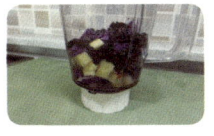
믹서에 모든 재료를 넣고 갈아 주세요.

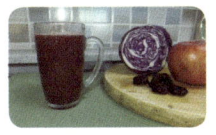
자줏빛이 도는 달달한 쾌변 주스가 완성됩니다.

재료 이야기

푸룬은 변비에 효과가 탁월해서 약국에서도 종종 볼 수 있는 식품이야. 서양 자두를 건조시켜 만든 건과일이라 아주 달달하고 상큼해. 사과에는 식이 섬유가 풍부해서 변의 부피를 늘려 주고 배변 활동이 원활하도록 도와줘. 양배추에는 식이 섬유뿐 아니라 위를 보호하는 성분도 들어 있어. 고로 이 주스는 위와 장에 모두 이롭다는 말씀!

두끼 같은 한끼, 포만감 셰이크

탄수화물, 단백질, 지방의 함량이 균형 잡힌 똑소리 나는 셰이크야. 무기질과 비타민이 풍부한 과일과 채소가 듬뿍 들어가기 때문에 맛과 영양, 포만감까지 모두 잡았어.

맛 ★★★★
난이도 ★★

필요한 재료 (2인분 기준)

- 바나나 2개, 키위 2개, 브로콜리 1컵, 무첨가 두유 1.5컵(200mL), 저지방 우유 1.5컵(200mL)

  (컵은 종이컵 기준)

요리 순서

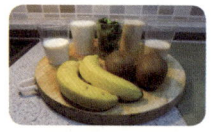

재료를 분량대로 준비합니다.
브로콜리는 작게 썰어서 컵에 최대한 채워 계량해 주세요.

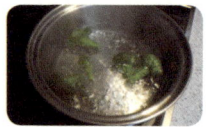

브로콜리를 끓는 물에 30초 정도 데칩니다. 식감을 부드럽게 하기보다는 세척 및 소독에 의미가 있어요.

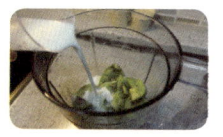
믹서에 모든 재료를 넣고 갈아 주세요.
바나나와 키위는 한입 크기로 썰어서 넣어 주세요.

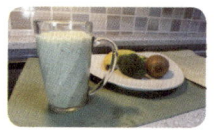
믹서로 갈고 나면 은은한 초록 빛깔이 도는 건강 음료가 완성됩니다.

재료 이야기

건강과 다이어트를 위해서 먹는다지만 맛이 없으면 한끼 대용으로 가치가 없지. 이 셰이크는 바나나와 키위가 단맛을 내 주기 때문에 '맛이 없지는 않을까' 하는 고민은 안 해도 될 거야. 이 두 과일은 한 끼에 적당한 탄수화물을 보충해 주는 역할도 해. 브로콜리는 포만감이 오래 지속되도록 하는 식이 섬유가 풍부하고, 무기질과 비타민 함량이 뛰어난 채소라 특별히 넣었어. 저지방 우유와 무첨가 두유는 단백질을 채워 주는데, 무첨가 두유는 우유에 비해 고소한 맛이 강하고 불포화 지방산 함량이 높기 때문에 풍미와 영양 가치를 높이는 데 그만이야.

영양 성분 이야기

탄수화물	99g	단백질	23g	지방	8g	나트륨	426mg

1인분 기준 : 바나나 2개(240g), 키위 2개(200g), 브로콜리 1컵(100g), 저지방 우유 200mL, 무첨가 두유 200mL

제시한 재료를 다 넣고 믹서에 갈았다면 대략 900~1,000mL정도 되는 대용량 셰이크가 완성돼. 하지만 다 먹어도 500칼로리 정도밖에 안 된다는 사실! 많은 양 때문에 한 번에 다 먹기가 부담스럽다면 500mL와 견과류 한 줌(20g) 혹은 삶은 달걀 2개를 먹는 조합도 좋아. 부피는 줄지만 균형 잡힌 한 끼 식사로는 여전히 백 점짜리야.

좀 더 가벼운, 다이어트 보쌈

다이어트 중에도 고기는 포기할 수 없다! 건강과 맛, 둘 다 놓치지 않은 데다가 만드는 법까지 쉬운 보쌈 레시피를 공개한다.

맛 ★★★★★
난이도 ★★★

🍲 필요한 재료(2인분 기준)

- 돼지고기 안심(전지) 300g, 된장 크게 1스푼, 마늘 5톨, 통후추, 청양 고추 1개, 쌈 채소
- 추가하면 좋은 재료 : 대파 1/2뿌리, 월계수 잎, 생강 조금

🍲 요리 순서

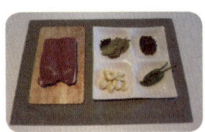

재료를 분량대로 준비합니다.

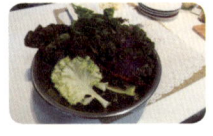

쌈 채소는 흐르는 물에 씻은 후 찬물에 담가 두면 보다 신선하게 먹을 수 있어요.

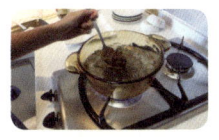
끓는 물에 된장을 먼저 풀어 줍니다.

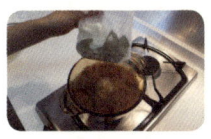
다시백이 있으면 으깬 마늘, 통후추, 대파, 청양 고추 등을 넣고 냄비에 넣습니다. 없다면 그냥 넣어도 좋아요.

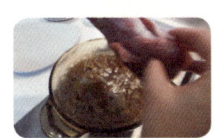
된장 육수가 끓기 시작하면 고기를 넣어 줍니다. 고기는 두께나 불의 세기에 따라 익는 시간이 다르니 조금씩 잘라 보고 익은 정도를 확인해 주세요. 중간 불에서 최소 15분은 끓여야 합니다.

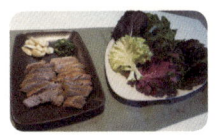
고기가 다 익으면 먹기 좋게 썬 다음 마늘, 청양 고추 등을 곁들여 쌈 채소와 함께 먹습니다.

🍲 영양 성분 이야기

탄수화물	단백질	지방	나트륨
10g	33g	59g	112mg

1인분 기준 : 돼지고기 150g, 된장 5g (된장은 고기에 밴 양을 추정)

단백질 함량은 한 끼 식사로 충분한 양이 나오지만, 탄수화물은 너무 적어. 그러니 여기에 잡곡밥 1/2공기를 추가해서 먹도록 하자. 반 공기가 추가되면 약 400칼로리 정도의 식사가 완성돼. 같이 먹는 쌈 채소는 양 제한이 없으니 원 없이 팍팍 싸 먹도록 하자. (쌈 채소 대신 데친 양배추로 바꿔도 좋아)

면 요리는 포기할 수 없다, 화끈 통밀 파스타

면 요리의 가장 큰 단점인 혈당 지수를 해결해 줄 수 있는 통밀 파스타!
밀가루 없이 못 사는 다이어터들에게 강력 추천!

맛 ★★★★
난이도 ★★★

🍲 필요한 재료 (2인분 기준)

- 통밀 파스타 50g, 닭 가슴살 한 덩이(100g), 마늘 5톨, 통후추, 청양 고추 1개, 소금 약간, 올리브유 3T.
- 추가하면 좋은 재료 : 화이트 와인 1/2컵, 양송이 3개, 양파 1/4개, 카옌페퍼 (컵은 종이컵 기준)

🍲 요리 순서

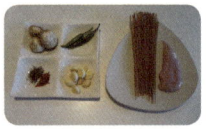

재료를 분량대로 준비합니다.
파스타는 딱 모아 쥐었을 때 50원짜리 동전 둘레로 잡히는 양을 1인분으로 기준합니다.

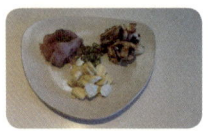

닭 가슴살과 채소는 먹기 좋게 썰어 주세요.

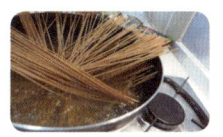
끓는 물에 올리브유 1T와 소금 1/2T를 넣고 파스타 면을 넓게 펴서 넣어 줍니다.
올리브유는 면이 서로 달라붙지 않도록 하며 소금은 면발에 간을 더해 줍니다. 면은 중간중간 맛 보며 원하는 정도보다 살짝 덜 익었을 때 건져 둡니다.

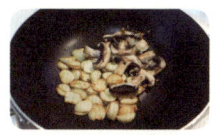
달궈진 팬 위에 올리브유 1T를 넣고 마늘을 먼저 볶다가 갈색으로 변하기 시작하면 버섯을 넣고 센 불에서 짧게 볶아 냅니다.

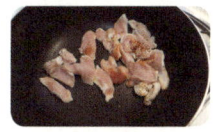
마늘과 버섯은 그릇에 덜어 놓고 닭 가슴살을 볶습니다. 청양 고추와 으깬 통후추, 카옌페퍼 등의 향신료를 넣고 볶아 주세요.

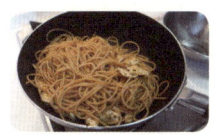
닭 가슴살이 다 익으면 면과 볶은 마늘, 버섯, 올리브유 1T를 넣고 30초~1분 정도 볶아 냅니다.(면을 삶고 남은 면수를 한 국자 정도 넣으면 심심하게 간을 맞출 수 있어요)

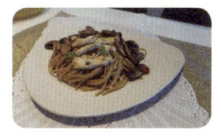
그릇에 옮겨 담고 맛있게 식사하면 됩니다.

영양 성분 이야기

탄수화물	43g	단백질	33g	지방	16g	나트륨	386mg

1인분 기준 : 통밀 파스타 50g, 닭 가슴살 100g, 마늘 10g, 양송이 50g, 올리브유 15g, 소금 1g

이렇게 만들어진 파스타 한 접시는 대략 440칼로리로 다이어트 할 때 한 끼 식사로 손색이 없지. 여기서 조금 부족하다 싶은 것이 있다면 탄수화물이니 배가 덜 찬 것 같을 때는 과일이나 고구마를 한 컵 크기 정도 더 먹어도 좋아.

귀차니즘 깨부수는, 참치 계란 비빔밥

다이어트 요리는 귀찮아서 못 하겠다면, 비싼 재료 사 놓고 썩히기 일쑤였다면, 간단하면서도 알찬 참치 계란 비빔밥으로 맛있게 다이어트하자!

맛 ★★★★
난이도 ★★

🍲 필요한 재료 (1인분 기준)

- 현미밥 1/2공기, 달걀 1개, 캔 참치 40g, 참기름 1/2T, 양배추
- 재료 Tip : 참치 대신 연어나 닭 가슴살도 좋다. 양배추가 기호에 맞지 않다면 마른 김이나 데친 다시마 등으로 대체해도 좋다.

🍲 요리 순서

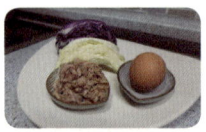

재료를 분량대로 준비합니다.
밥은 두 가지 이상의 곡물이 들어간 잡곡밥을 추천합니다. (찬밥을 활용해도 좋습니다)

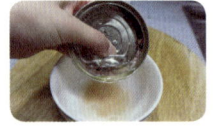

참치는 100g짜리 캔의 절반만 사용하는데 반드시 기름을 제거해 줍니다. 뜨거운 물에 한 번 헹구는 것이 좋지만 뚜껑으로 꾹 눌러 짜는 방법이 편합니다.

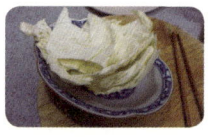

양배추는 먹을 만큼 잘라서 물 반 컵과 함께 전자레인지에 3분 정도 돌립니다.

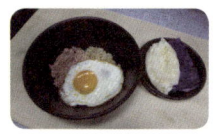

계란은 삶거나 프라이를 하고 밥, 참치, 참기름과 함께 그릇에 담으면 완성입니다.

영양 성분 이야기

탄수화물	단백질	지방	나트륨
44g	23g	11g	237mg

1인분 기준 : 현미밥 1/2공기(100g), 참치 50g, 달걀 1개(60g), 참기름 1/2T(2.5g), 양배추 100g

사실 이 메뉴는 우리가 흔히 먹는 '간장 계란밥'과 비슷해. 기본 조리 과정은 비슷하지만 간장 대신 참치로 간을 맞추고, 단백질 함량은 더 늘였다는 점에서 다이어트 식단으로도 얼마든지 활용할 수 있지. 이 간단한 메뉴는 약 380칼로리 정도 나오기 때문에 한 끼 식사로 나쁘지 않아. 단백질과 지방 함유량은 적당한 반면 탄수화물은 부족한 편이니 양이 부족한 것 같으면 밥을 조금 더 해도 괜찮아.

샐러드 정복, DIY 샐러드

다이어트 할 때 지겹도록 닭 가슴살 샐러드만 먹는 사람들이 있어. 그리고 이내 지겨움은 포기로 이어지지. 다양한 샐러드와 함께라면 다이어트도 즐거워지니 지금부터 '나만의 샐러드 레시피'를 만들어 보자!

맛 ★★★★
난이도 ★★

필요한 재료 (1인분 기준)

- 닭 가슴살, 소고기(안심/목심/설도), 연어, 달걀 중 원하는 것으로 100g
- 양상추, 양배추, 양파, 토마토 등 원하는 채소 마음껏
- 발사믹 혹은 오리엔탈 드레싱 1/4컵
- 재료 Tip : 닭 가슴살은 보통 한 덩이가 100g, 계란은 1개가 60g 안팎이야. 주재료는 꼭 한 종류로 통일하지 않아도 돼. 두세 가지의 주재료가 있는 샐러드는 단조롭지 않아서 훨씬 매력적이야. 채소류는 열량이 낮으니 포만감을 느낄 만큼 마음껏 먹어도 좋아.

요리 순서

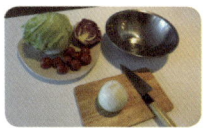

채소를 원하는 양만큼 준비하고, 깨끗이 씻어서 먹기 좋은 크기로 잘라 둡니다.

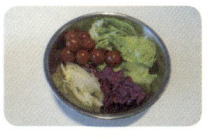
채소는 주재료를 준비하는 동안 찬물에 담가 두면 아삭아삭한 식감을 살릴 수 있어요.

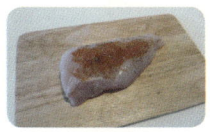
닭 가슴살과 같은 육류를 주재료로 사용하는 경우 카옌페퍼, 바질, 후추 등으로 밑간을 해 두고 조리하면 훨씬 맛있답니다.

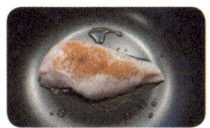
닭 가슴살의 경우, 소량의 기름을 넣고 팬 위에서 중불로 구워 줍니다.(고기의 식감은 썰어서 굽는 것보다는 통으로 굽는 것이 더 촉촉합니다)

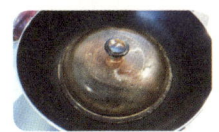
수분 때문에 기름이 튀기도 하고 고기가 두꺼워 속까지 빠르게 익지 않으니 뚜껑을 덮어 익히는 것도 좋은 방법입니다.

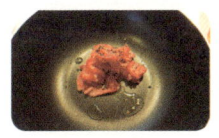
소고기는 강한 불에 짧게 익혀 줍니다.
마찬가지로 향신료를 사용하면 풍미가 훨씬 좋아져요.

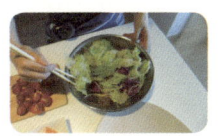
찬물에 담가 둔 채소는 탈탈 털어 물기를 제거합니다. 그리고 드레싱을 뿌려 골고루 섞어 주세요. 젓가락 등을 활용해 채소와 고루 잘 섞이게 해야 드레싱을 낭비하지 않게 됩니다.

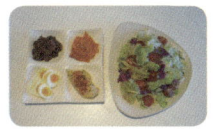
준비한 주재료와 샐러드를 함께 놓고 맛있게 먹습니다. 종류가 다양할수록 맛있는 식사가 됩니다.(사진의 주재료는 2~3인분 양입니다)

🍲 영양 성분 이야기

탄수화물	17g	단백질	23g	지방	9.1g	나트륨	40mg

1인분 기준 : 닭 가슴살 50g, 소고기(설도) 50g, 방울토마토 8개(100g), 양상추 100g, 양파 1/4개, 발사믹 1/4컵(25g)

육류, 해산물은 보통 100그램당 20그램 정도의 단백질을 가지고 있고, 계란은 100그램당 10그램 정도의 단백질을 가지고 있어. 한 끼 식사에 적합한 단백질 섭취를 하려면 육류와 해산물 종류에 상관없이 100그램 정도를 준비하는 것이 좋아. 달걀의 경우 2~3개 정도가 적당해. 샐러드만으로는 200~300칼로리 정도가 되니 과일이나 고구마와 같은 탄수화물 식품과 함께 섭취하도록 하자. 바나나로는 2개, 고구마로는 종이컵 크기로 2개 정도가 적당해.

| 부록 |

탄수화물 식품군의 GI 지수

식품명	GI	식품명	GI
고구마(찐 것)	42	흰쌀밥	89
고구마(구운 것)	80	찹쌀밥	98
감자(찐 것)	58	현미밥	50
감자(구운 것)	93	떡	85
감자(튀긴 것)	70	바게트	93
옥수수(찐 것)	60	베이글	67
호박(찐 것)	66	통밀빵	50
당근	35	라면	73
토마토	30	칼국수	62
양배추	26	파스타	65
브로콜리	25	통밀 파스타	50
바나나	56	콘플레이크	75
사과	36	두부	43
배	32	두유	20
포도	50	아몬드	25
오렌지	31	으깬 팥(빙수 팥)	78
키위	35	딸기 잼	82
딸기	29	백설탕	109
망고	49	올리고당	58
귤	33	꿀	88
파인애플	65	메이플 시럽	73

* GI 값은 식재료의 품종이나 조리 방법, 섭취자의 상태 등에 따라서 달라질 수 있습니다.
* 혈당 지수 : 일정량의 시료 식품 탄수화물을 섭취한 후의 혈당 상승 정도를 같은 양의 표준 탄수화물 식품을 섭취한 후의 혈당 상승 정도와 비교한 값을 말한다. 이에 따라 혈당 지수가 높은 식품과 낮은 식품으로 분류한다. 낮은 혈당 지수의 식품을 섭취하는 것은 당뇨병과 심장 순환계 질병의 예방과 치료에 효과가 있는 것으로 알려져 있어 혈당 지수가 낮은 식품을 선택할 것을 권장한다.

단기 다이어트 식단

한국인의 일반적인 식사 스타일과 다른 완벽히 통제된 다이어트 식단은 추천하지 않는 편이야. 하지만 면접이나 웨딩 촬영 등 짧은 기간 동안 집중해서 체중 감량을 해야 하는 경우가 종종 있잖아. 다음은 그때를 위한 저열량 식단표야.(단! 한 달 이상 지속하는 것은 금물이야)

	1	2	3
아침	· 사과 1개 · 삶은 달걀 2개	· 바나나 2개 · 당도 낮은 두유 200mL	· 선식(미숫가루) 크게 2스푼, 저지방 우유 300mL
점심	· 바나나 2개 · 당도 낮은 두유 200mL · 오이 1개	· 찐 감자(단호박) (종이컵 2개 크기) · 닭 가슴살 한 덩이 · 데친 브로콜리 많이	· 삶은 달걀 2개 · 토마토 큰 것 1개 · 찐 고구마 (종이컵 2개 크기)
간식	· 시리얼 바 1개 · 저지방 우유 200mL	· 토마토 주스(200mL) · 견과류 한 봉(25g)	· 바나나 1개 · 견과류 한 봉(25g)
저녁	· 닭 가슴살 한 덩이 · 토마토 큰 것 1개 · 찐 고구마 (종이컵 2개 크기)	· 통곡물 시리얼 (종이컵 1.5~2컵) · 저지방 우유 200mL · 바나나 1개	· 두부 반 모(150g) · 발사믹이나 오리엔탈 드레싱 1~2스푼 · 기름 쪽 뺀 참치 50g · 데친 브로콜리 많이

앞의 식단을 짤 때 고려한 부분은 '3대 영양소인 탄수화물, 단백질, 지방의 비율'과 '무기질, 비타민, 식이 섬유 등을 충분히 섭취할 수 있는가'였어. 균형 있게 골고루 먹으며 체중을 감량할 수 있도록 신경 썼으니 진행하는 동안 몸이 덜 피곤해할 거야.

식단 사용법

1. 아침, 점심, 간식, 저녁별로 1~3번 중 원하는 것을 '택 1' 해서 먹는다.
2. 일주일 내내 1번 식단만 해도 무방하지만, 가급적 2, 3번 식단도 같이 해서 다양하게 먹는 것이 좋다.
3. 앞의 식단은 여자를 기준으로 한 것이라 남자라면 간식으로 정해 준 것을 2배로 먹거나 혹은 간식1 + 간식2를 합쳐서 한 번에 먹도록 한다.(간식 양만 두 배로!)
4. 만약 이 식단이 너무 어렵게 느껴진다면 점심에는 과식하지 않는 선에서 평소처럼 먹되 간식은 먹지 않는 것으로 해도 무방하다.
5. 선식(미숫가루)은 검은콩 첨가, 설탕은 첨가되지 않은 것으로 준비한다.
6. 당도 낮은 두유는 주로 온라인에서 판매되는 무첨가 두유가 좋다.
7. 참치 기름을 뺄 때는 채에 받쳐서 뜨거운 물을 한 번 붓는 것이 가장 확실하다.
8. 과일은 상황에 따라 제철 과일(동량)로 변경해도 무방하다.
9. 고구마, 감자, 단호박은 상호 교환 가능하다.
10. 어지러움이나 무력감을 크게 느낄 때는 중단한다.

진짜 다이어트

초판 1쇄 인쇄 2016년 5월 31일
초판 1쇄 발행 2016년 6월 7일

지은이 Stephanie LEE

펴낸이 박세현
펴낸곳 팬덤북스

기획위원 김정대·김종선·김옥림
편집 김종훈·이선희
디자인 강진영
영업 전창열

주소 (우)03966 서울시 마포구 성산로 144 교홍빌딩 305호
전화 070-8821-4312 | **팩스** 02-6008-4318
이메일 fandombooks@naver.com
블로그 http://blog.naver.com/fandombooks

등록번호 제25100-2010-154호

ISBN 979-11-86404-57-7 13510